Reiner Schmid

Weizengrassaft
Medizin für ein neues Zeitalter

verlag
ernährung & gesundheit
leostraße 14
81375 münchen

Gedruckt auf Original Umweltschutzpapier

Impressum

Alle Rechte beim
verlag ernährung & gesundheit
leostraße 14, 81375 münchen

Titelbild: Fritz Wendler, Weyarn
Zeichnungen: Monika Freitag, Lochham
Fotos: Peter Holz, München
Satz: typodata, München
Druck: Windmühlenverlag, Burgoberbach

ISBN 3-927676-00-4

INHALTSVERZEICHNIS

Vorwort	7
Einleitung	8
Gras – ein Lebensmittel	10
Chlorophyll – das grüne Pflanzenblut	14
Die Nährstoffe in Weizengrassaft	17
Die eigene Graspflanzung	18
Graspflanzung ohne Erde	21
Empfehlungen für die Einnahme von Weizengrassaft	22
Der Weizengras-Safter	24
Grüne Mixgetränke	26
Weizengras in der Küche	27
Nicht nur durch das Brot ernährt uns der Weizen	28
Weizengrassaft in der Schwangerschaft und in der Stillzeit	29
Weizengrassaft für Kinder	30
Weizengrassaft zur Stärkung des Immunsystems	31
Weizengrassaft im Atomzeitalter	33
Weizengrassaft und Krebs	36
Alle Pflanzen der ganzen Erde	39
Weizengrassaft zur Ausscheidung giftiger Schwermetalle	40
60 Billionen Zellen	43
Weizengrassaft und Lebensenergie	44
Tot oder lebendig	46
Leben kommt nur von Leben	49
Die Ursache von Herzkrankheiten	50
Weizengrassaft bei Verschleimung	51
Weizengrassaft für Zähne und Zahnfleisch	52
Weizengrassaft bei Hautkrankheiten	54
Weizengrassaft bei Blutkrankheiten und Blutarmut	55
Weitere Behandlungsmöglichkeiten	56
Über das Fasten	58
Fasten mit Weizengrassaft	61
Vorbereitung zum Fasten mit Weizengrassaft	62
Über die Wirkung von Einläufen	64
Weizengras und Brauchtum	66
Empfehlungen für eine vernünftige Ernährung	67
Quellenverzeichnis	68

VORWORT

Dieses Buch ist jenen gewidmet, die im Vertrauen in die Heilmittel der Natur neue Wege gehen wollen!

Jeder sollte Verantwortung für seinen Gesundheitszustand übernehmen und alle gebotenen Möglichkeiten zur Erhaltung der Leistungsfähigkeit nützen. Mit natürlicher Ernährung, vernünftigen Lebensgewohnheiten und sanften Heilweisen ist dies viel einfacher, wirksamer und meistens auch kostengünstiger zu verwirklichen als allgemein angenommen wird.

Bei der Behandlung von Krankheiten und schweren Verletzungen darf jedoch auf die Mitwirkung eines Heilpraktikers oder Arztes nicht verzichtet werden. Während einer Fastenkur ist die Überwachung durch den Hausarzt für ungeübte Fastende empfehlenswert.

Ob in der Ernährung, Gesundheitsvorsorge, bei der Behandlung von Krankheiten, in der Rekonvaleszenz, bei Verletzungen, ja sogar im kosmetischen Bereich ist Weizengrassaft mit erstaunlichen Erfolgen einsetzbar.

Alle Angaben zur Einnahme und Anwendung von Weizengrassaft beruhen auf praktischen Erfahrungen und auf beweiskräftigen klinischen Untersuchungen.

Ich freue mich für Ihr Interesse an dieser Jahrtausende alten und wiederentdeckten Therapie und wünsche Ihnen Erfolg bei den vielfältigen Möglichkeiten der Anwendung.

Reiner Schmid
Im Winter 1988/89

EINLEITUNG

Die Schadstoffbelastungen unserer Lebensgrundlagen, Erde, Wasser, Nahrung und Atemluft haben ein nicht mehr verantwortbares Ausmaß erreicht. Industrienationen und übermächtige Wirtschaftsgiganten haben eine Giftfährte gelegt, die uns alle bedroht. Die Volksführer haben in der Vergangenheit ihr Gelöbnis, „Schaden vom Volke abzuwehren", nicht gehalten und erlauben einer Giftmafia noch heute in einem ungeheuren Ausmaß die systematische Verseuchung unseres Planeten.

Niemand hat etwas gegen Fortschritt – ist er doch der Pulsschlag der Evolution. Doch Fortschritt gereicht nur in der Ehrfurcht vor der Natur und dem Leben zum Segen der Menschheit. Die Schwachstelle liegt in unserem falschen Denken. Anstatt die ganze Schöpfung als eine Einheit zu sehen, trachtet jeder nur nach seinem eigenen Vorteil, den er ohne Rücksicht auf die Natur und andere ausnutzt.

Der Mensch der Zukunft ist hier gefordert, der um den Sinn des Lebens weiß und aus ganzheitlicher Sicht die Zusammenhänge im Naturgefüge erkennt und verantwortungsbewußt handelt.

Die Einstellung der Produktion von Lebensgiften, Reinigung unserer Gedanken und unseres Körpers sind Voraussetzungen zur Erhaltung der Lebensgrundlagen, um in der Zukunft das Fortbestehen der menschlichen Rasse auf unserem Planeten Erde zu sichern.

Auf die Vertreter des Volkes, die Politiker, können wir in dieser so offensichtlichen Notsituation nicht zählen.

Sie sind den mächtigen Interessenverbänden von Wirtschaft und Industrie hörig. Alle wichtigen Impulse für einen verantwortungsbewußten Umgang mit der Natur kamen in den letzten Jahren nicht von den Politikern. Deshalb muß und wird wie immer in der Geschichte der Menschheit, der Anstoß für die positive Veränderung von einer bewußten Minderheit ausgehen.

Die Erde weint, weil wir Raubbau mit ihr getrieben haben. Wenn wir als die Gäste auf diesem Erdenrund es nicht schaffen sollten, nach den Gesetzen der Natur zu denken und zu handeln, dann werden nur noch wenige Jahre vergehen, bis die Natur regulierend eingreift und der weltweiten Giftküche ein Ende bereitet.

Wir müssen Gebrauch machen von der geheimen Macht des einzelnen. Durch unser Einkaufsverhalten entscheiden wir fast täglich über das Wohl oder Wehe unserer Lebensgrundlagen. Es genügt nicht, umweltbewußt zu denken und andererseits unkritisch einzukaufen. Umweltschonende Produkte und ökologisch erzeugte Nahrungsmittel ohne Kunstdünger und Chemie sind wirklich etwas teurer, weil arbeitsintensiver produziert, doch gesamtwirtschaftlich und auf Dauer gesehen viel billiger. Die Reparaturen an der zerstörten Umwelt, die ins unermeßliche steigenden Kosten im Gesundheitswesen bedingt durch Ernährungsfehler, die Milliardenbeträge zur Stützung der Überschußproduktion, all dies kommt uns in Wirklichkeit sehr viel teurer. Wir bezahlen aber nicht nur mit unserem Geld, es kostet auch ein Großteil unserer Gesundheit, den Verlust an Lebensqualität und Lebensfreude.

Bis jedoch ein sichtbarer Wandlungsprozeß im Denken und Handeln einer Mehrheit zu einer spürbaren Verbesserung der Umweltsituation führt, können wir mit Hilfe von Weizengrassaft und ausgesuchten Lebensmitteln die bedrohliche Giftflut relativ unbeschadet überstehen.

GRAS – EIN LEBENSMITTEL?

Wie jeder weiß, ernähren sich freilebende Tiere fast ausschließlich von Gras. Dabei bleiben sie bei guter Gesundheit, zeigen keine Wachstumsstörungen und was sehr gewichtig ist, sie erhalten sich ohne Einschränkung ihre Fortpflanzungsfähigkeit. Ist ein solches Tier krank, fastet es oder nimmt instinktiv zu seiner Heilung nur Gras zu sich. Selbst fleischfressende Tiere halten sich in Krankheit an Fasten und Grasdiät.

Es scheint, als ob in den Gräsern ein Heilfaktor enthalten ist. Reine Fleischfresser wie auch fruchtfressende Tiere laben sich regelmäßig am grünen Gras. Wer sich Hund oder Katze hält, kennt diese Eigenart. Triebhaft nehmen die Tiere mit dem Gras die reinigenden, heilenden und vor Krankheit bewahrenden grünen Inhaltsstoffe auf, die sie mit der „Normalkost" nicht zugeführt bekommen.

Nach Beendigung des Winterschlafs suchen Bären als erste Nahrung an den Auen das junge Grün, um sich wie nach jeder winterlichen Ruhepause, einer inneren Reinigung zu unterziehen.

Körnerfressende Vögel vervollständigen ihr einseitiges Nahrungsangebot mit saftigem Grün.

Fleischfressende Raubkatzen laben sich zwischen den Mahlzeiten zum Zwecke der Magen- und Darmreinigung instinktiv am grünen Gras.

In der Vergangenheit haben wir aus Gewohnheit nur die Samen der Grasgewächse, zu denen alle Getreidepflanzen gehören, als Nahrungsmittel angesehen. Dabei haben wir vergessen, welch ein Segen im Grün der Gräser selbst enthalten ist.

Wenn Tiere ausschließlich mit Gras gesund bleiben, von der Geburt bis ins hohe Alter, dann ist Gras für den Menschen, mit dem am höchsten entwickelten „Tierkörper" die optimale Nahrung! Von über 4700 bekannten Grasarten, angefangen von meterhohen tropischen Gräsern bis zum kargen Tundragras, ist nicht eine Grasart giftig.

Mit der Abkehr von den Naturgesetzen und der ganzheitlichen Betrachtungsweise haben wir das Wissen um die Heilkraft des grünen Pflanzensaftes verloren. Wir können das Geheimnis um das Pflanzenblut und die rohe, ungekochte Nahrung wieder zum Volkswissen machen; nur so hat die ganze zivilisationsgeschädigte Menschheit die Chance, sich zu regenerieren und an Körper, Seele und Geist zu gesunden!

Bereits im antiken China wurde im Frühjahr Weizengras als Stärkungsmittel und zur Blutreinigung eingenommen. Und wiederum bekommen wir heute, wie für viele althergebrachte Heilmittel, von der modernen Wissenschaft den Beweis für die einmalige Qualität des Weizengrases bestätigt.

Dr. Earp Thomas vom Bloomfield Laboratorium in New Jersey isolierte aus dem frischen Weizengrassaft über hundert Stoffe, darunter alle bekannten Mineralstoffe, in höherer Konzentration als im Samen selbst. Im Vergleich zu Kuhmilch ist der Calciumgehalt in Grassaft fast gleich hoch. Der Eisengehalt ist im Vergleich zu Spinat fünfmal höher.

Vitamin C und Carotin, im Samenkorn noch nicht angelegt, entwickeln sich überreich im Blattgrün. Die Vitamine der B-Gruppe, B1, B2, B3, und B6, sind um ein vielfaches mehr in Grassaft enthalten sowie das seltene und zur Blutbildung wichtige Vitamin B12. Vom Verjüngungs- und Fruchtbarkeitsvitamin E ist im Weizengrassaft zehnmal mehr enthalten als in Spinat oder Blattsalat.

Chlorophyll, der grüne Pflanzenfarbstoff, bekannt als bestes Blutbildungs- und Blutreinigungsmittel, ist in Weizengrassaft so reichlich wie in keinem anderen Blattgrün enthalten.

Chlorophyll wird direkt über die Zellmembrane in Mund, Rachen, Magen und Gedärmen vom Blut aufgenommen.

Weizengrassaft enthält 21% vollwertiges Protein mit allen lebenswichtigen Aminosäuren.

Enzyme, die Katatlysatoren der Körperchemie, regeln die Lebensabläufe im Körper, sie sind in frischgepreßtem Weizengrassaft so reichlich wie in keinem anderen Lebensmittel enthalten. Sie halten den gesamten Stoffwechsel in Gang und tragen zur Reduzierung von überflüssigen Fett- und Eiweißablagerungen bei.

Die Eiweißmoleküle von jungem Weizengras sind kleiner als die einer ausgewachsenen Pflanze. Jene Eiweißmoleküle, Polypeptide genannt, sind sehr aktiv. Sie werden direkt ins Blut aufgenommen, fördern die Zellbildung und neutralisieren Blutgifte.

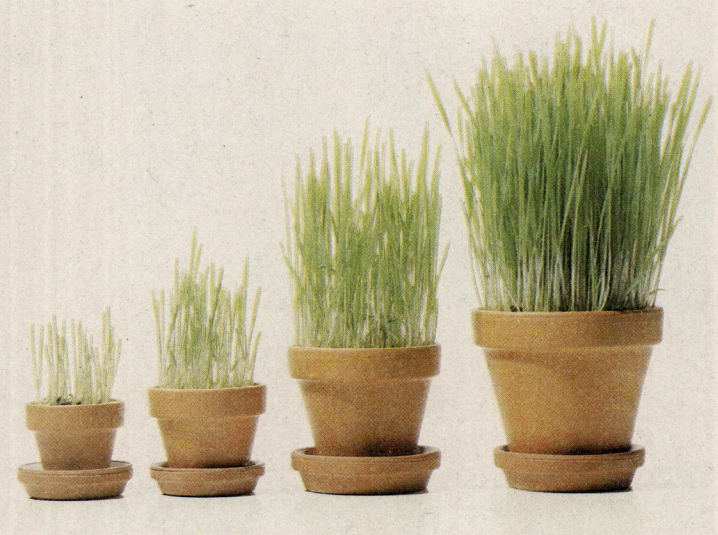

DNA-Moleküle enthalten den genetischen Code. Schaden erleiden sie durch Chemiegifte, Abgase, Pflanzenschutzmittel, Drogen, Röntgen- und atomare Strahlung, Streß, Immunschwäche, Krankheit oder Unterversorgung mit Enzymen. DNA-Schäden in den Körperzellen stehen in Zusammenhang mit Krebszellenproduktion, Altern und Zelltod.

Um die Gesundheit zu erhalten, müssen diese Schäden gerade in der heutigen gift- und strahlengeschwängerten Zeit repariert werden!

In der Vergangenheit kannte die Wissenschaft kein einziges natürliches oder chemisches Mittel zur Anregung des DNA-Reparatursystems, bis Dr. Kubota in Japan das Enzym P4 D1 in Weizengrassaft isolierte.
Dieses geheimnisvolle Enzym ist in der Lage, eine bemerkenswerte Stimulation des DNA-Reparatursystems in den Fortpflanzungszellen herbeizuführen – und nicht nur dies: Grasenzyme bewirken den Aufbau der durch Röntgenstrahlen geschädigten DNS. Sie mindern zellschädigende Einflüsse radioaktiver Strahlung, bremsen den Alterungsprozeß, stabilisieren das Immunsystem und wirken dem Krebsgeschehen entgegen.

Deshalb und aus vielen anderen Gründen wird Weizengras als „vollkommenes Lebensmittel" bezeichnet. Es enthält alle Substanzen, die für eine gesunde Ernährung, natürliches Wachstum, Fruchtbarkeit und komplikationsfreie Fortpflanzung unbedingt notwendig sind!

**100 g Weizengras
entsprechen dem Nährwert
von zwei kg bestem Gemüse!**

CHLOROPHYLL – DAS GRÜNE PFLANZENBLUT

Der grüne Pflanzenfarbstoff Chlorophyll wird durch Einstrahlung von Sonnenlicht in Pflanzenzellen gebildet. Chlorophyll ist reine, durch Photosynthese gespeicherte Sonnenenergie! Bis heute sind die wundersamen Umwandlungsprozesse von Licht in Pflanzennahrung nicht vollständig erforscht.

Schon 1851 wies der Wissenschaftler Verdeil auf die chemische Ähnlichkeit von Hämoglobin und Chlorophyll hin. Dr. Abderhalden hat in seinem 1914 erschienenen Buch „Lehrbuch der physiologischen Chemie" angedeutet, daß die roten Blutkörperchen mit Hilfe des grünen Pflanzensaftes gebildet werden. Von der Verdeil-Hypothese inspiriert, konnte Dr. Hans Fischer mit seiner Forschungsarbeit zum erstenmal die Struktur von Hämin, ein Teil des Hämoglobins synthetisieren und zeigte die wahre Verbindung zu Chlorophyll. Für diese Entdeckung erhielt er 1930 den Nobelpreis verliehen. Er und seine Mitarbeiter beobachteten, daß die Chlorophyllmoleküle nahezu dem Hämin ähneln, jenem Blutpigment, das mit Protein kombiniert, zum roten Blutfarbstoff geformt wird.

Das Geheimnis liegt in der Zusammenführung des Blutfarbstoffes Hämin (mit dreiwertigem Eisen als Zentralatom) und Chlorophyll (mit Magnesium als Zentralatom) in Verbindung mit Protein. Das grüne Pflanzenblut ist also die Basis für Blutbildung, Blutgesundheit, gut versorgte Körperzellen und gut versorgte Organe.

**Der Mangel an grüner Pflanzennahrung
ist die Hauptursache für schlechte Blutqualität!**

In allen Grünpflanzen ist Chlorophyll gespeichert. Der kostbare Pflanzensaft kann deshalb von vielen Gräsern gewonnen werden. Weizengras ist jedoch das am besten geeignete Grün, weil es alle gesundheitsfördernden Eigenschaften vereint und zu Hause mit wenig Erde oder auf Watte selbst gezogen werden kann.

Der hohe Chlorophyllgehalt von 70 % ist besonders von Vorteil. Vitamine und Enzyme sind stark vertreten, Proteine und Mineralstoffe sind in einem optimalen Verhältnis vorhanden. Stärke ist nur in kleinen Mengen enthalten und für eine Therapie auch nicht erwünscht.

Obwohl in hoher Konzentration vorhanden, ist Chlorophyll in Weizengrassaft nicht toxisch und kann innerlich eingenommen werden, äußerlich zur Haut- und Wundbehandlung, aber auch als Klistier zur Darmentgiftung Verwendung finden. Die blutbildende Kraft von Chlorophyll ist in geringen wie auch in hohen Dosen wirksam. Dies hat Dr. Ann Wigmore in 30jähriger Erprobung in unzähligen klinischen Studien bewiesen. In ihrem „Hippocrates Health Institute" in Boston haben viele Tausende den Schlüssel zur wahren Gesundheit erhalten, basierend auf dem Urwissen um die Heilkraft lebendiger Nahrung und Weizengrassaft.

In Japan und Amerika werden seit einigen Jahren Chlorophyllpulver aus Weizengras, Gerstengras oder aus verschiedenen Gräsern angeboten. Durch den Trocknungsprozeß wurde jedoch ein Großteil der Vitalstoffe zerstört, deshalb kann ein solches Produkt nicht mehr als vollwertiges Nahrungsmittel eingestuft werden.

**Nur das frischgepreßte,
rohe Chlorophyll aus Weizengrassaft
zeitigt bezüglich Blutbildung und Beseitigung
von Blutarmut die besten Erfolge!**

Chlorophyll hat bei der Wundbehandlung eine keimtötende Wirkung. Vielleicht werden sich jetzt manche erinnern, wie früher die Großmutter bei kleinen Verletzungen einen Brei aus Spitzwegerichblättern auf die Wunde legte. Es war das Chlorophyll im Spitzwegerich, das die Wunde desinfizierte und auch schneller ohne Entzündung abheilen ließ. Mit Chlorophyll behandelte Wunden haben eine 25 % kürzere Heilzeit.

Im Juli 1940 erschien in der amerikanischen Ärztezeitschrift „Journal of Surgery" ein Bericht über die therapeutische Verwendung von Chlorophyll. Über 1200 Krankheitsfälle, angefangen von Gehirngeschwüren und Magenentzündungen bis zu den unterschiedlichsten Formen von Hautkrankheiten wurden von Dr. Benjamin Gruskin dokumentiert. Fall für Fall konnte abgeschlossen werden mit dem Vermerk – „als geheilt entlassen".

Bauchfellentzündungen und Krampfadergeschwüre, Stirnhöhlenvereiterungen, Knochenmarkentzündungen, Magenschleimhautentzündungen, Magengeschwüre und verschiedene Arten von Wundinfektionen wurden geheilt, ebenso Mundinfektionen, Mandelentzündung und fortgeschrittene Zahnfleischentzündung. Auch erfolgreich behandelt wurden Gebärmutterentzündungen, Vaginalinfektionen, Mastdarmentzündungen und chronische Mittelohrentzündungen.

Spektakuläre Erfolge wurden erzielt bei chronischen Stirnhöhlen- und Nebenhöhlenentzündungen.

Bei 1000 Fällen von Atemwegserkrankungen konnte kein einziger Fall registriert werden, bei dem nicht eine Besserung eingetreten ist oder eine Heilung erfolgte.

**Die Chlorophyll-Therapie
konnte bei allen Entzündungsformen
erfolgreich angewendet werden!**

DIE NÄHRSTOFFE IN WEIZENGRASSAFT

Weizengras hat im Vergleich zu anderen Grünpflanzen den höchsten Chlorophyllgehalt aufzuweisen!

Weizengrassaft ist ein vollwertiges Nahrungsmittel mit allen lebenswichtigen Aminosäuren!

Weizengrassaft enthält im Vergleich zu anderen Nahrungsmitteln das Vielfache an Enzymen, Vitaminen und Mineralstoffen.

Vitamine	Mineralstoffe	Aminosäuren
A – Retinol	Calcium	Lysin*
B_1 – Thiamin	Phosphor	Histidin
B_2 – Riboflavin	Kalium	Arginin
B_3 – Niacin	Magnesium	Aspartinsäure
B_6 – Pyrodoxin	Eisen	Threonin*
B_{12} – Cobalamin	Mangan	Glutaminsäure
C – Ascorbin	Selen	Prolin
D – Calciferol	Natrium	Glycin
E – Tocopherol	Zink	Alanin
H – Biotin	Jod	Valin*
K	Schwefel	Tyrosin
Folsäure	Kupfer	Isoleucin*
Pantothensäure	Cobalt	Leucin*
	und 75 weitere Mineralstoffe und Spurenelemente	Tyrosin*
		Phenylanalin*
		Methionin*
		Cystin
		Tryptophan*
		Amidin

* Lebenswichtige Aminosäuren

DIE EIGENE GRASPFLANZUNG

Erde

Nur lebendige, kompostreiche Erde ist zur Weizengraspflanzung geeignet. Dunkle, poröse, wohlriechende Erde oder schwarzer Waldhumus sind vorzuziehen. Erde, die chemisch gedüngt wurde, ist tot und ausgelaugt. Gekaufte Blumenerde ist meistens durch Erhitzen sterilisiert, deshalb ebenso tot und unbrauchbar.

Kompost

Als Gartenbesitzer mit Komposthaufen haben sie die beste Erde zur Verfügung. Wenn Sie keinen Garten besitzen, setzen Sie Ihren eigenen Kompost an.
Füllen Sie eine Abfalltonne 2 cm hoch mit gesunder, feuchter Gartenerde. Fügen Sie Regenwürmer hinzu, soviel Sie finden können. Obendrauf geben Sie organische Abfälle von Obst und Gemüse, sowie Wurzelreste, die nach der Grasernte anfallen. Die Regenwürmer sind tüchtige Gartenarbeiter und verwandeln Ihre Abfälle innerhalb weniger Wochen in wertvollen Kompost. Vergessen Sie nicht, sie täglich mit Abfällen zu füttern. Dem fertigen Kompost entnehmen sie die Würmer und mischen ihn mit Gartenerde. Die Kompostwürmer geben Sie in einen neuen Kompostansatz.

Saatgut

Verwenden Sie nur Keimweizen aus kontrolliert-biologischem Anbau, der ohne treibenden Kunstdünger und ohne chemische Pflanzenschutzmittel angebaut wurde. Die Weizenkörner müssen zuvor mit der zweifachen Menge Wasser 12 Stunden eingeweicht werden.

Anpflanzung

Angefangen von Gemüsekisten und Balkonkästen bis hin zum Backblech eignet sich alles zum Ansetzen von Weizengras.

✼ Füllen Sie die Erde mindestens 3 cm hoch in Ihre Pflanzschale. Je höher die Erdschicht, desto besser gedeiht das Weizengras. Verteilen Sie die eingeweichten Weizenkörner dicht nebeneinander auf der Erdoberfläche. Befeuchten Sie nun die Erde gleichmäßig mit einem Wäschesprenger ohne einen See zu produzieren.

✼ Bedecken Sie die Erde locker mit einer Plastikfolie, damit die Luft noch zirkulieren kann. Mit einem feuchten Küchentuch erzielen Sie denselben Effekt, müssen aber das Tuch täglich anfeuchten.

✼ Halten Sie die Pflanzschalen die ersten drei Tage im Dunkel. Achten Sie auf eine Temperatur von ungefähr 20°C.

✼ Am vierten Tag wird die Bedeckung abgenommen und die Erde wieder angefeuchtet.

✼ Stellen Sie nun das Weizengras an ein Fenster oder in die Nähe eines Fensters, damit die einfallende Sonnenenergie im Weizengras gespeichert werden kann.

✼ Befeuchten Sie nur, wenn notwendig, vermeiden Sie Überwässerung.

✼ Je nach Wachstumsbedingungen kann das Weizengras nach zwölf bis vierzehn Tagen bei einer Höhe von ungefähr 15 cm geerntet werden. Ernten Sie das Weizengras nur einmal, auch wenn das Weizengras kräftig nachwächst. Beim zweiten Wachstum ist nicht mehr genügend Energie im Weizengras gespeichert.

✤ Wenn sich die Grasspitzen gelb färben, findet aufgrund von Nährstoffmangel ein Abbauprozeß statt. Entweder Sie verwenden künftig zur Anpflanzung mehr Erde oder Sie ernten frühzeitiger.

✤ Im Garten ausgesät, kann Weizengras nach 30 Tagen geerntet werden. Geerntet wird Weizengras mit einem Messer oder einer Schere. Auszupfen der Grasbüschel mit den Fingern ist die schonendste Erntemethode.

✤ Weizengras richtig angepflanzt schmeckt süß und aromatisch. Fader oder bitterer Geschmack signalisiert, daß minderwertige Erde verwendet wurde. Versetzt man das Gießwasser mit Algenpulver, gewinnt man einen besonders süßen Weizengrassaft.

✤ Entwickelt sich Mehltau an den Wurzelansätzen, hat dies keinen Einfluß auf die Qualität, sollte aber vor dem Kauen oder Saften besser abgewaschen werden.

✤ Das übriggebliebene Wurzelgeflecht können Sie zur Kompostbereitung verwenden.

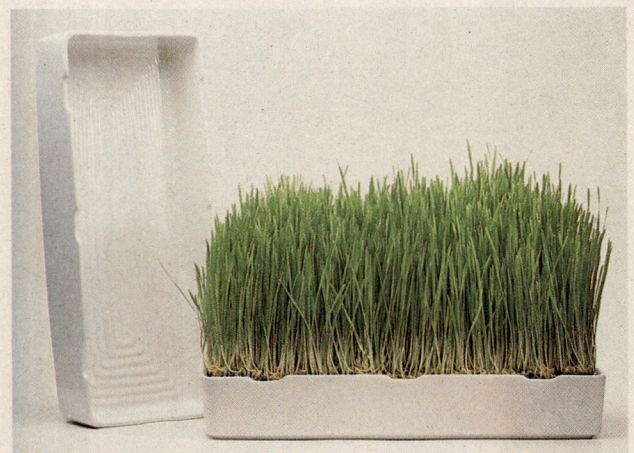

Foto: Keramik-Pflanzschale zur Anzucht von Weizengras mit Erde.

GRASPFLANZUNG OHNE ERDE

Mit einem Weizengras-Keramik-Keimgerät können Sie völlig auf Erde verzichten und nur mit Wasser das kostbare Grün züchten. Es gibt qualitativ keinen Unterschied zwischen auf Erde gezogenem Weizengras und Weizengras nur mit Wasser gezogen. Nur sollte Weizengras ohne Erde gezogen ungefähr nach zehn bis zwölf Tagen geerntet werden, da die nährende Erdschicht fehlt.

Anleitung zur Graspflanzung

�֎ 200 g Weizenkörner mit der dreifachen Menge Wasser mindestens 12 Stunden einweichen.

�֎ Eingeweichte Weizenkörner in die gelochte Keimschale schütten und mit frischem Wasser nachspülen. Keimschale auf die Wasserauffangschale setzen und mit einem feuchten Küchentuch bedecken.

✖ Stellen Sie die Pflanzschale die ersten drei Tage ins Dunkel. Achten Sie auf eine Keimtemperatur von mindestens 18 bis 20° C.

✖ Täglich sollten Sie Ihre Weizenkeimlinge mit viel Wasser spülen. Damit sorgen Sie für ausreichende Keimfeuchtigkeit und vermeiden Schimmelbildung.

✖ Am vierten Tag nehmen Sie die Bedeckung ab und spülen die angekeimten Körner mit Wasser. Stellen Sie das Keimgerät an ein Fenster oder in die Nähe eines Fensters, damit das Weizengras die einfallende Sonnenenergie speichern kann. Vermeiden Sie direktes Sonnenlicht, es würde Ihre Saat austrocknen.

✖ Nach 10–12 Tagen ist das mit Wasser gezogene Weizengras erntefähig. Verarbeiten Sie das Weizengras, bevor es sich aufgrund von Nährstoffmangel an den Spitzen gelb färbt.

EMPFEHLUNGEN FÜR DIE EINNAHME VON WEIZENGRASSAFT

Weizengrassaft schmeckt süß und herb. Sein Aroma erinnert an eine frisch gemähte Wiese. Diese graseigene Geschmacksnuance ist vollkommen neu und anfangs gewöhnungsbedürftig.

Das Kauen von Weizengras ist die beste Art der Einnahme, weil dadurch der Weizengrassaft gut eingespeichelt wird und das Kauen die Magensäfte zum Fließen bringt. Die ausgekauten Grasfasern aus Zellulose sind unverdaulich und werden ausgespuckt.

Ein spezieller Weizengras-Safter trennt den Saft von den unverdaulichen Fasern. Mit einem Weizengras-Safter können gleichzeitig auch Keimlinge und rohes Gemüse für grüne Mixgetränke zu Saft verarbeitet werden. Diese Saftmaschine kann das wichtigste Küchengerät in Ihrem Haushalt werden. Wenn Sie Weizengrassaft therapeutisch nützen wollen, leistet ein Weizengras-Safter unschätzbare Dienste.

Zum Entsaften darf kein Mixgerät verwendet werden, denn die schnell drehenden Messer lassen das Chlorophyll oxydieren.

Der frischgepreßte Weizengrassaft ist leicht verderblich und muß umgehend getrunken werden.

1–2 Teelöffel Weizengrassaft sind anfangs ausreichend. Die Saftmenge kann langsam auf 150 ml gesteigert werden. Trinken Sie immer nur so viel, daß Sie sich noch wohl fühlen. Wenn Sie zu Beginn zuviel Weizengrassaft auf einmal trinken, werden Sie sich unbehaglich fühlen. Ursache sind die Giftstoffe in Ihrem Körper, welche durch die reinigende Wirkung des Weizengrassaftes gelöst und über den Blutkreislauf zur Ausscheidung gebracht werden.

Unbehaglichkeit nach einem Weizengrastrunk ist aber auch ein Zeichen dafür, daß Sie zur inneren Reinigung Weizengrassaft über einen längeren Zeitraum benötigen.

Von Vorteil ist es, 30 Minuten vor der Einnahme ein Glas lauwarmes Quellwasser mit einem Eßlöffel Zitronensaft und einem Teelöffel roher Zuckerrohrmelasse zu trinken. So werden die angesammelten Schleimstoffe im Magen ausgespült und das Unbehagen abgeschwächt.

Zwecks besserer Aufnahme nehmen Sie Weizengrassaft immer eine Stunde vor oder zwei Stunden nach den Mahlzeiten ein!

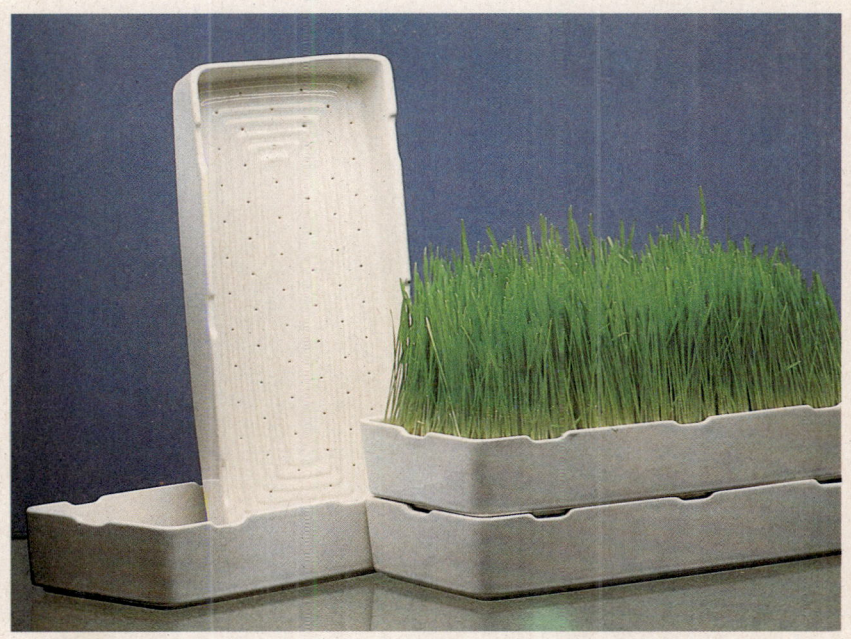

Foto: *Weizengras-Keramik-Keimer zur Anzucht von Weizengras nur mit Wasser.*

DER WEIZENGRAS-SAFTER

Für den therapeutischen Einsatz von Weizengrassaft ist die Verwendung eines speziell entwickelten Safters empfehlenswert. Der Weizengras-Safter preßt das Weizengras und trennt den Saft von den unverdaulichen Pflanzenfasern. Bei einer Saftausbeute von ungefähr 90 % erhält man von 100 g Weizengras 90 ml Weizengrassaft.

Der solide, handgetriebene Weizengras-Safter ist aus hochwertigem, rostbeständigem und langlebigem Gußstahl gefertigt. Einfach in der Handhabung und leicht zu reinigen kann der Weizengras-Safter an jedem Küchentisch festgemacht werden.

Die Verwendungsmöglichkeiten eines Weizengras-Safters sind sehr vielseitig. Außer Weizengras können auch alle Arten von Keimlingen und Wurzelgemüsen zu Saft verarbeitet und mit Weizengrassaft gemischt werden. Gemüse roh oder gekocht, eingeweichte Nüsse, Samen oder Getreidekörner können für Babys und Zahnkranke oder bei Verdauungsbeschwerden zerkleinert oder püriert werden.

Durch die schonende Verarbeitung mit dem Weizengras-Safter werden hochwertige Lebensmittel nicht überhitzt und oxydieren auch nicht, wie dies bei schnelldrehenden elektrischen Geräten der Fall ist.

Einen Weizengras-Safter erhalten Sie in allen Fachgeschäften für gesunde Ernährung oder direkt beim Verlag Ernährung & Gesundheit, Leostraße 14, 81375 München

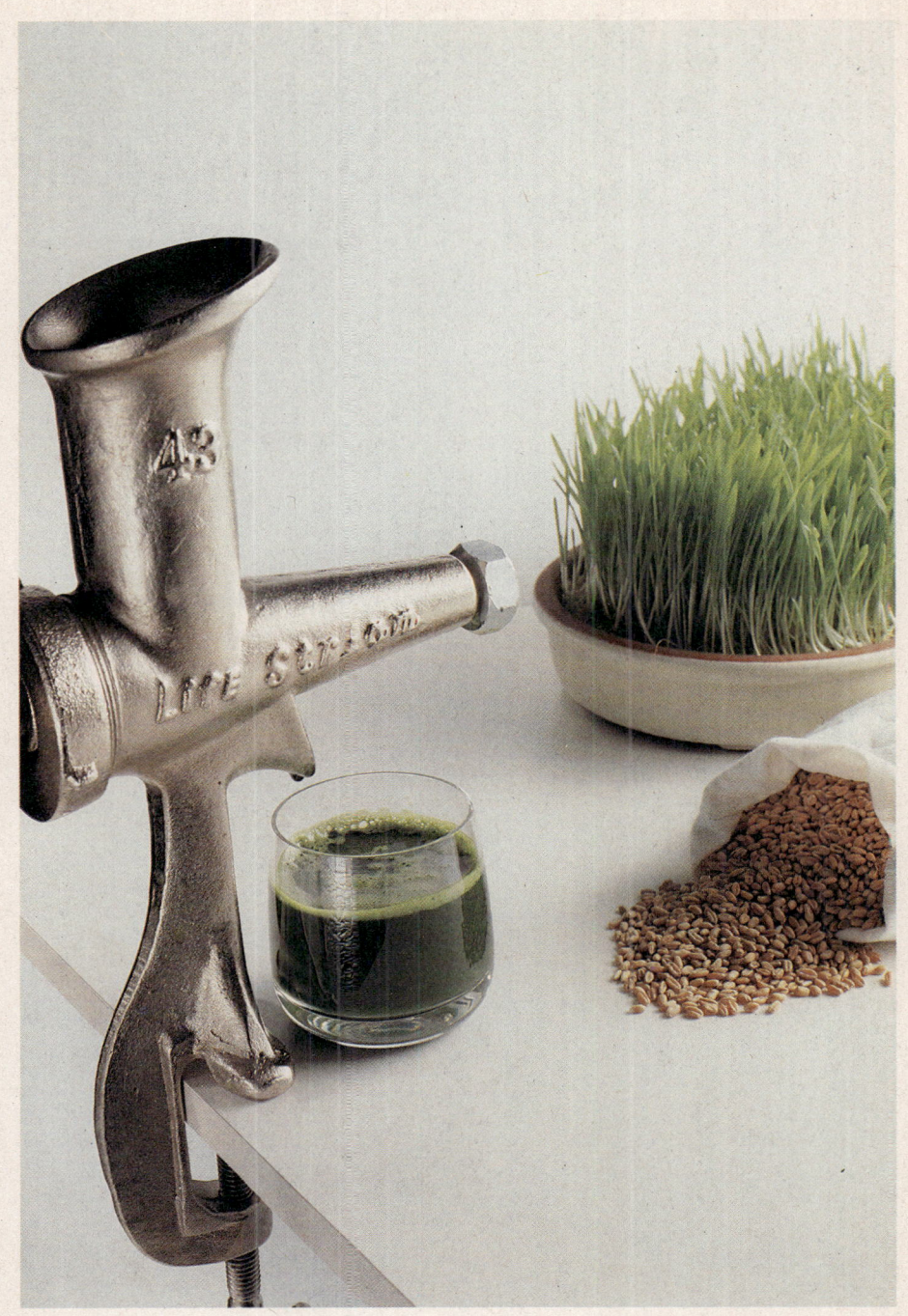

GRÜNE MIXGETRÄNKE

Alle Arten von Gemüsen und Keimlingen können mit Weizengras versaftet und mit Quellwasser verdünnt werden. Obstsäfte harmonieren wegen des hohen Zuckergehalts nicht mit Weizengrassaft!

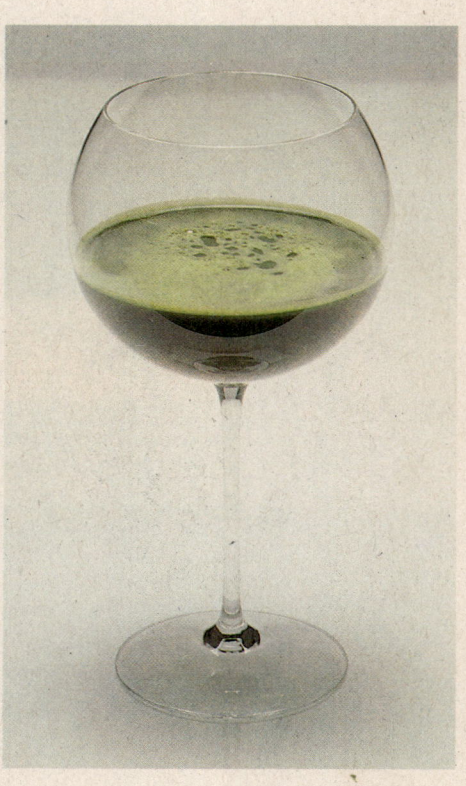

Versuchen Sie:

* Weizengrassaft pur
* mit Quellwasser
* mit Rettichsaft
* mit Fenchelsaft
* mit Weißkohlsaft
* mit Karottensaft
* mit Rote Betesaft
* mit Alfalfakeimlingen
* mit Rettichkeimlingen
* mit Perserkleekeimlingen

WEIZENGRAS IN DER KÜCHE

Junge, noch zarte Weizengras-Schößlinge können wie Schnittlauch feingeschnitten auf Vollkornbrot gegessen werden. Ebenso werden Salate, Suppen und Soßen mit feingeschnittenen Weizengras-Schößlingen aufgewertet. Bestreuen Sie auch warme Gerichte mit jungem, feingeschnittenem Weizengras.

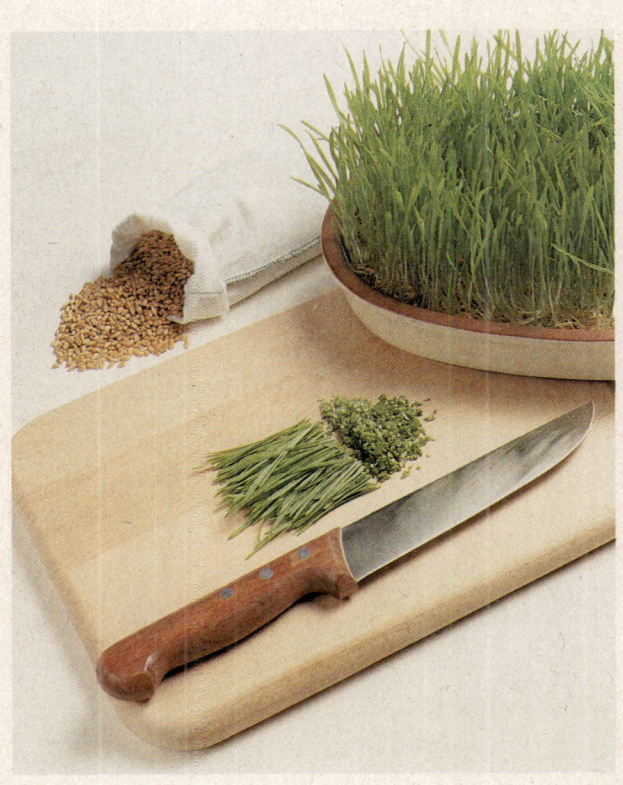

NICHT NUR DURCH DAS BROT ERNÄHRT UNS DER WEIZEN

Es ist die Erdenmutter, die unsere Körper versorgt, denn wir sind aus ihr geboren und haben unser Leben in ihr. So versorgt sie uns mit Nahrung in jedem Grashalm, den wir mit unseren Händen berühren. Denn wahrlich ich sage euch, denn nicht nur durch das Brot ernährt uns der Weizen. Wir können auch das zarte Gras essen, auf daß die Kraft der Erdenmutter in uns eintrete. Aber kaut die Halme gut, denn der Sohn des Menschen hat andere Zähne als die Tiere, und nur wenn wir gut kauen, kann der Engel des Wassers in unser Blut eintreten und uns Kraft geben. Eßt denn o Söhne des Lichts, von diesem vollkommenen Kraut auf der Tafel unserer Erdenmutter, auf daß eure Tage auf dieser Erde lang währen mögen, denn dies ist den Augen Gottes wohlgefällig.

Quelle: Dr. E. B. Székely
Das geheime Evangelium der Essener
Schriften der Essener – Buch 4, Seite 25
Verlag Bruno Martin – Südgellersen

WEIZENGRASSAFT IN DER SCHWANGERSCHAFT UND IN DER STILLZEIT

Lange vor Beginn einer Schwangerschaft sollten Anstrengungen unternommen werden, Gifte im eigenen Körper abzubauen. Während der Schwangerschaft würde ein Abbau der Fettreserven durch verstärkte Bewegung oder eingeschränkter Nahrungsaufnahme nur zum Übergang ins Blut und damit zur direkten Schädigung des Fötus führen.

Durch eine gezielte Ernährung mit schadstoffarmen Nahrungsmitteln schon vor einer Schwangerschaft bei gleichzeitiger Einnahme von Weizengrassaft, läßt sich der Schadstoffspiegel langsam senken.

Während der Schwangerschaft ist Weizengrassaft eine vorzügliche Nahrungsergänzung mit hohem Calciumgehalt.

Während der Stillzeit kann durch die Einnahme von Weizengrassaft die Qualität der Muttermilch verbessert werden.

Vergleichende Untersuchungen von Muttermilch der „Chemischen Landesversuchsanstalten" in Baden-Württemberg ergaben, daß bei konsequent vegetarischer Ernährung mit Nahrungsmitteln aus kontrolliert-biologischem Anbau die Belastungen an Pestiziden und Schwermetallen gravierend niedriger gehalten werden konnten. Bei Raucherinnen wurde nahezu der doppelte Cadmiumgehalt in Muttermilch festgestellt.

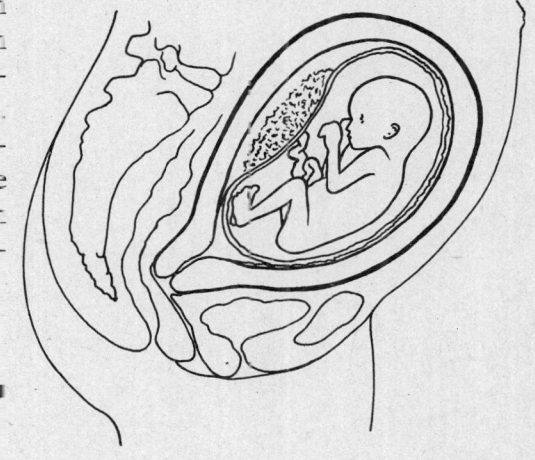

Quelle: Deutsche Lebensmittelrundschau Mai 1988.

WEIZENGRASSAFT FÜR KINDER

Ab dem 13. Lebensmonat erhalten Säuglinge einen Teelöffel Weizengrassaft mit etwas Quellwasser verdünnt. Die Saftmenge kann nach und nach erhöht werden.

Weizengrassaft regelmäßig verabreicht, sichert bei Kindern optimale Blutwerte und eine gute Calciumeinlagerung in den Zähnen sowie dem Knochengerüst. Durch die gestärkten Immunkräfte sind Kinder weniger anfällig gegen Infektions- und Erkältungskrankheiten.

Mit Weizengrassaft versorgte Kinder überstehen Kinderkrankheiten allgemein viel leichter, ohne kritische Phasen und ohne belastende Folgeschäden. Ihr Blut ist gesünder und mit weniger Giftstoffen belastet; eine von Kinderkrankheiten ausgehende innere Reinigung kann natürlich und problemlos verlaufen.

Geben Sie Ihren Kindern Weizengrassaft zur Verringerung des Bleigehaltes im Blut, damit die Vitamin-D-Umwandlung nicht gestört wird. Vitamin-D-Mangel fördert Rachitis.

Überaktive Kinder haben immer einen höheren Bleianteil im Blut. Bei Lernschwierigkeiten, Verhaltensstörungen und Störungen der Bewegungsabläufe kann Weizengrassaft ebenso eingesetzt werden wie zur Stärkung der Willenskräfte.

WEIZENGRASSAFT
ZUR STÄRKUNG DES IMMUNSYSTEMS

Durch den Verzehr von Zuckerwaren und vorwiegend denaturierter, erhitzter Wertlosnahrung und durch den Konsum von Genußgiften wird das Abwehrsystem geschwächt und der Körper krankheitsanfälliger gemacht. Auch negative Gedanken, Kleinmut, Hoffnungslosigkeit und Angst haben einen schwächenden Einfluß auf unser Immunsystem.

Lebendige, unerhitzte Nahrungsmittel, reich an Enzymen, Vitaminen und Mineralstoffen kräftigen das Abwehrsystem. Weizengrassaft enthält ätherische Öle als natürliche Antibiotika, viel Vitamin-C und einen verhältnismäßig hohen Anteil an Enzymen als Aktivatoren für gute Abwehrbildung.

Empfehlung zur Stabilisierung des Immunsystems:

✻ Konsum von Genußgiften einschränken.

✻ Rohkostanteil auf 80 % erhöhen.

✻ Tägliche Einnahme von mindestens zwei Eßlöffel Weizengrassaft.

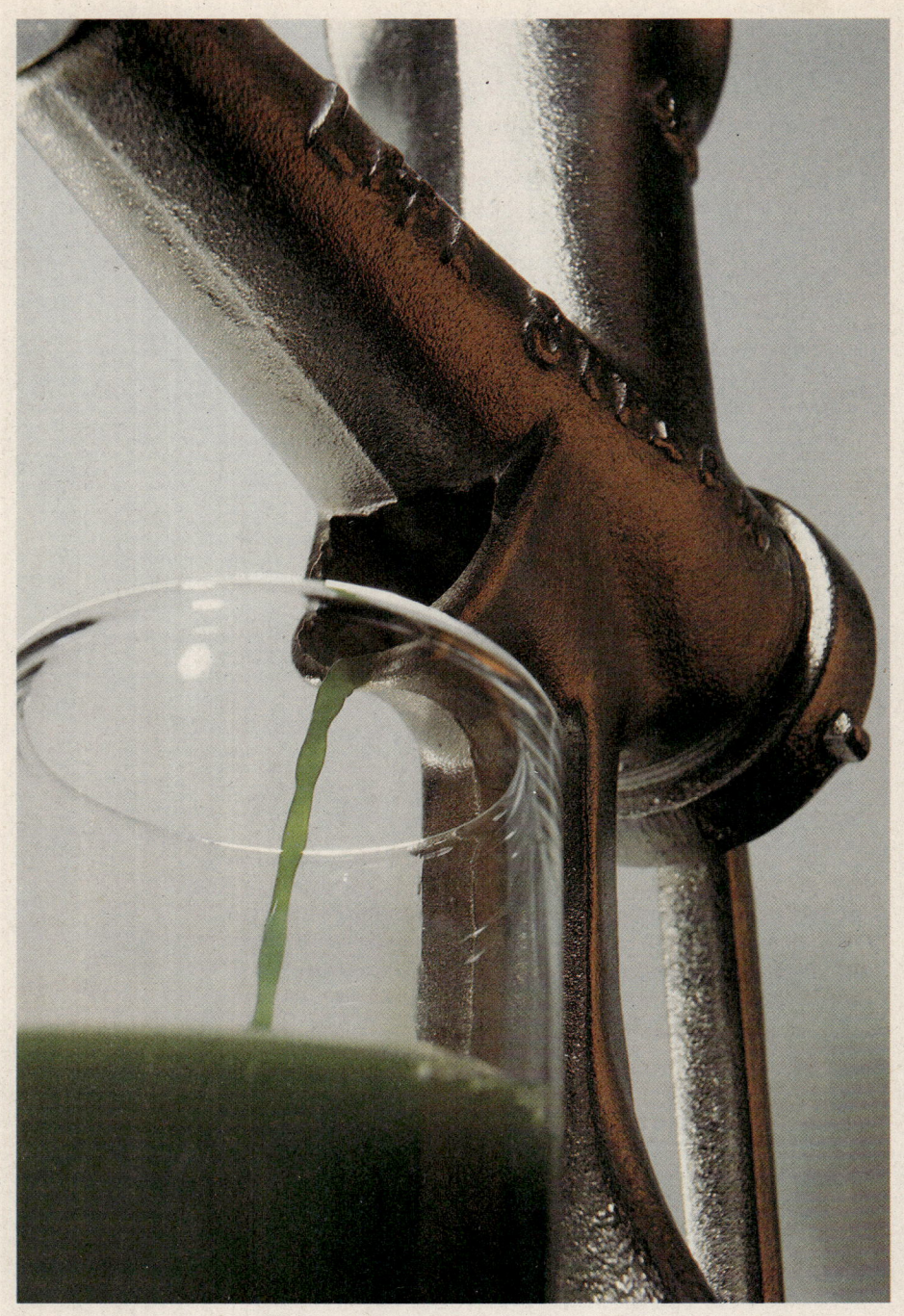

WEIZENGRASSAFT IM ATOMZEITALTER

Die radioaktive Strahlung steigt täglich!
Weltweit über 490 Kernkraftwerke sowie mehrere Wiederaufbereitungsanlagen sorgen für die Zunahme der radioaktiven Belastung. Röntgenstrahlen, ja sogar Fernseher, schicken ihre zellfeindlichen Strahlen. Baustoffe oder das Erdreich können große Mengen radioaktives Radon freigeben und in Wohnräumen zu hohen Strahlenbelastungen führen. Nicht erst seit Tschernobyl sind wir der zellzerstörenden Energie ausgesetzt. Anfang der 60er Jahre wurde durch den Atombomben-Fallout etwa 5000 Bq Cäsium 137 und 3000 Bq Strontioum 90 pro m^2 in unseren Breiten abgelagert. Tschernobyl hat uns die doppelte bis sechsfache Belastung beschert.

Die Strahlenkonzentration ist in Großstädten am höchsten. Radioaktive Strahlung zerstört das Leben in seiner kleinsten Manifestation, in der Zelle. Sie müssen wissen, daß jede radioaktive Strahlung zellschädigend, bei höherer oder Dauerstrahlung zelltötend wirken kann. Selbst bei geringer Dauerstrahlung ist die Zellschädigung nur eine Frage der Zeit. Krebs und Leukämie durch radioaktive Einflüsse hervorgerufen sind keine Seltenheit, besonders in der Umgebung von Kernkraftwerken und Wiederaufbereitungsanlagen sind sie eine traurige Realität. Doch jeder kann seine Abwehrkräfte stärken, um mit radioaktiver Strahlung besser fertig zu werden.

Angst vor Atomenergie schwächt sicherlich noch mehr als die Strahlung selbst. Besser wir übernehmen Verantwortung für unsere Gesundheit und stärken unsere Abwehrkräfte mit lebendiger, vollwertiger Nahrung und Weizengrassaft!

✻ Chlorophyll erhöht die Widerstandsfähigkeit gegen radioaktive Strahlung!

✻ Chlorophyll wird schnell vom Blut aufgenommen und fördert die Bildung neuer roter Blutkörperchen!

✻ Weizengrassaft fördert die Bildung der zur Verdauung notwendigen Milchsäure, welche ebenfalls Strahlenbelastungen vermindern hilft!

✻ Weizengrassaft beschleunigt die Zellneubildung.

✻ Trinken Sie vor und nach Röntgenbestrahlungen Weizengrassaft zur Vermeidung von Strahlenschäden!

✻ Meiden Sie radioaktiv hochbelastete Nahrungsmittel. Für Kinder sollte der Gehalt an Radionukleiden in Grundnahrungsmitteln 10 Bq nicht überschreiten. Für Erwachsene ist die Obergrenze von 30 Bq empfehlenswert. Durch die gezielte Aufnahme schadstoffarmer Nahrungsmittel nach Tschernobyl konnten beispielsweise die Mütter den Gehalt an Radionukleiden Cäsium 134 und Cäsium 137 in Muttermilch unter 5 Bq halten!
Quelle: Dr. E. Krüger, Umweltinstitut München.

✻ Enzyme in Weizengrassaft helfen bei der Erneuerung strahlengeschädigter Erbgutträger (DNS).

✻ Fünf Eßlöffel Weizengrassaft täglich genügen, um die momentan einwirkenden radioaktiven Einflüsse zu neutralisieren!

Das Neue

Dies ist das große, heilige Neue,
das langsam keimt und wächst auf Erden,
Die Ehrfurcht vor der Schöpfung Gottes,
vor der Natur und ihrem Werden.

Das ist die große neue Tugend,
Verantwortung für alles Leben,
zu lieben, was da wächst und atmet,
nach tief'rer Einsicht stets zu streben.

                                      Hanna Schwarz

WEIZENGRASSAFT UND KREBS

Das Krebsgeschehen ist von komplexer Natur. Neben Umwelteinflüssen und starken seelischen Dauerbelastungen sind Fehlernährung und der Konsum von Genußgiften mit die Hauptursachen von Krebsgeschwüren.

Die neue Geißel der Menschheit entsteht durch jahrelange Mißachtung der Naturgesetze und führt zur Vergiftung der Gedärme und zur Übersättigung des Blutes mit Schlacken. Einer der Haupttäter ist auch hier das Übermaß an tierischem Eiweiß. Stark verunreinigtes Blut ist nicht mehr in der Lage die Körperzellen ausreichend mit Nährstoffen und Sauerstoff zu versorgen und die Flut von Stoffwechselgiften aufzunehmen – es kommt zur Geschwürbildung. Wird dieses Zeichen nicht richtig erkannt und behandelt, entstehen mit Hilfe der vergifteten Blutmasse die entarteten Zellverbände, der sogenannte Krebs. In diesem Stadium ist der ganze Körper erfaßt und eine Heilung ist nur möglich, wenn die Krankheit rechtzeitig erkannt wird.

In solchen Fällen ist eine grundlegende Änderung der Lebensweise wie folgt empfohlen:

✽ Umgehende Ernährungsumstellung auf 100 % Rohkost, damit alle Zellen richtig ernährt werden und den kranken Zellen Lebenskräfte zufließen können.

✽ Untersuchung des Schlafplatzes auf Störzonen wie Wasseradern, Verwerfungen, Strahlenkreuzungen oder harte Gammastrahlen durch einen erfahrenen Rutengänger. Solche Strahlen können mögliche Krankheitsverursacher sein.

✲ Die seelische Ausgeglichenheit ist Voraussetzung zur Gesundung! Angst und Sorgen tragen nicht zur Besserung bei. Meditation, Hinwendung zur Schöpferkraft, Vertrauen in den Heiler in uns, Gebete die aus dem Herzen fließen, alles Harmonisierende und Vertrauensbildende ist hilfreich.

✲ Erkennen der geistigen Gesetze und des göttlichen Willens, Findung des Lebensziels. Anderen keinen Schaden zufügen, verstehen und verzeihen, Liebe haben für sich selbst und die ganze Schöpfung. Dies sind die wichtigsten Voraussetzungen für eine mögliche Besserung oder Heilung.

Je schwerer die Krankheit, um so größer ist die Chance sein Leben zu ändern!

Versuche in der Krebsforschung haben gezeigt, daß gekochte Nahrung das Wachstum von Krebszellen fördert, wogegen rohe Nahrung die Krebszellen schrumpfen ließ. Dieselbe Erfahrung machte Dr. Ingrid Nolfi an ihrem eigenen Körper. Ihr Tumor wuchs mit dem Anteil gekochter Nahrung und reduzierte sich mit dem Verzehr unerhitzter Lebensmittel.

✲ Dr. Chui Nan Lai, Dozent an der Universität „Texas System Krebscenter" in Houston – Texas, belegte durch den „Ames Bacterial-Mutagentest", daß Chlorophyll der aktive Bestandteil im Weizenkeimextrakt ist, der den Stoffwechsel von Krebserregern unterbindet.

✲ Weizengrassaft reinigt die Gedärme und schafft ein gesundes Blut, so daß alle unterversorgten Zellen erst entgiftet und dann reichlich mit Nährstoffen versorgt werden können.

✲ Weizengrassaft ist reich an Antikrebsvitaminen A, C und E, neutralisiert das bei Krebskranken immer sauere Blut und schafft ein ausgeglichenes Säuren-Basen-Verhältnis.

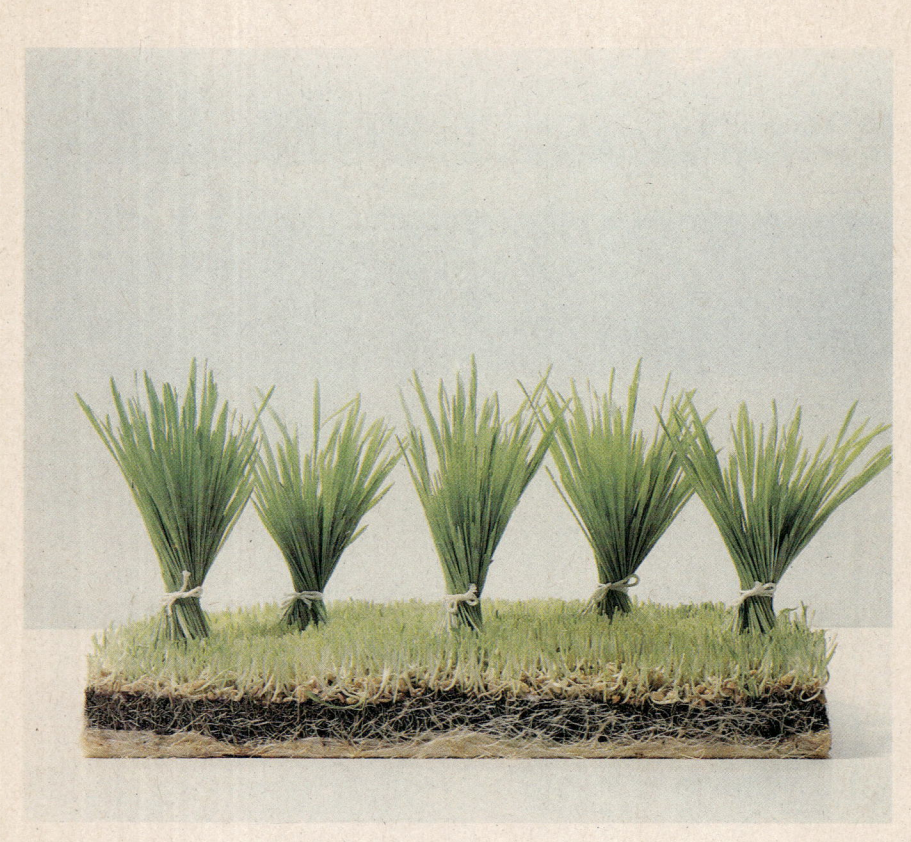

ALLE PFLANZEN DER GANZEN ERDE

Seht, ich habe euch alle Pflanzen der ganzen Erde, die Samen tragen, gegeben, und alle Bäume mit Früchten, die Samen bringen, zu eurer Speise.

Und jedem Tier der Erde und jedem Vogel in der Luft und allem Gewürm, das auf der Erde kriecht, das mit dem Atem des Lebens belebt ist, habe ich jedes grüne Kraut zur Nahrung gegeben.

Auch die Milch von allem was sich bewegt und auf der Erde lebt, soll Speise für euch sein, so wie ich die grünen Kräuter ihnen gegeben habe, gebe ich euch ihre Milch. Aber das Fleisch und das Blut, das es belebt, sollt ihr nicht essen.

Quelle: Dr. E. B. Székely
Das Friedensevangelium der Essener
Schriften der Essener – Buch 1
Verlag Bruno Martin, Südgellersen

WEIZENGRASSAFT
ZUR AUSSCHEIDUNG GIFTIGER SCHWERMETALLE

Über die Atemluft und die Nahrungsmittelkette konsumieren wir zwangsweise giftige Schwermetalle. Die duldbare Obergrenze von Schwermetallen im Körper ist bei den meisten Zivilisationsmenschen erreicht oder teilweise schon überschritten.

Kinder sind besonders betroffen, denn sie nehmen die Schadstoffe leichter auf als Erwachsene. Großstädter und Bewohner von Industriegebieten sind stärkeren Belastungen ausgesetzt als die Landbevölkerung.

Doch sind wir auch dieser Situation nicht vollkommen hilflos ausgeliefert. Aminosäuren in Weizengrassaft beschleunigen den Zellstoffwechsel und fördern die Ausscheidung giftiger Schwermetalle.

✽ Täglich 4 Eßlöffel Weizengrassaft (mit Wasser verdünnt eingenommen) reduzieren die Schwermetallbelastungen und verbessern den Mineralstoffhaushalt bei Kindern wie bei Erwachsenen.

Schwermetalle lagern sich wie Mineralstoffe in den Haaren ein. Aufgrund von Haaranalysen konnte bei Kindern schon nach zweimonatiger Weizengrassaft-Therapie eine Verringerung der Schwermetallbelastung festgestellt werden. Gleichzeitig stieg die Aufnahme lebenswichtiger Mineralstoffe.

Blei (Pb) wird hauptsächlich über Innereien und die Atemluft (Autoabgase) aufgenommen. Erwachsene resorbieren 5–10 % des in Nahrungsmitteln enthaltenen Bleis, Kinder aber bis zu 50 %. 90 % der eingeatmeten Bleidämpfe werden von den Lungen aufgenommen.

Blei stört die Vitamin-D-Umwandlung, schädigt das zentrale Nervensystem; in der Folge entstehen Lernschwierigkeiten, Verhaltensstörungen, Störungen der Bewegungsabläufe, Minderung der Willenskräfte. Blei vermindert den Aufbau und die Lebensdauer roter Blutkörperchen und hemmt den Sauerstofftransport im Blut. Blei in Verbindung mit Cadmium zeigt fötusschädigende Wirkung.

Bei überaktiven Kindern wurde immer ein höherer Bleigehalt im Blut festgestellt. Wasserleitungen in Altbauten sind bleihaltig und sind beteiligt an der Bleizufuhr über das Trinkwasser. Deshalb sollte man morgens das über Nacht in den bleihaltigen Wasserleitungen abgestandene Wasser erst abfließen lassen.

Cadmium (Cd) wird über Phosphatdüngemittel und Klärschlamm auf die Felder und über die Nahrung in unseren Organismus eingeschleust. Cadmium ist ein weißes, glänzendes Schwermetall, das bei der Zinkgewinnung anfällt. Cd wird verwendet in der Galvanotechnik, zur Herstellung von Trockenbatterien, Akkumulatoren, als Farbbeimischung (Rottöne), als Stabilisator für PVC.

Cadmium ist in Nahrungsmitteln gleichmäßig verteilt. Der saure Regen fördert die Pflanzenverfügbarkeit. Bei Schlachttieren sind die Innereien stark cadmiumbelastet. Über Nieren und Darm wird Cadmium ausgeschieden, hat aber eine relativ lange Halbwertzeit von 19 Jahren. Rauchen trägt zur Cadmiumaufnahme bei und verdoppelt die Belastung. Cd ist fötusschädigend sowie erbgutschädigend. Cd wird über die Muttermilch ausgeschieden, deshalb ist für schwangere und stillende Mütter die Auswahl schadstoffarmer Nahrungsmittel eine wichtige Vorsichtsmaßnahme. Alle ölhaltigen Samen (Mohn, Leinsamen, Sesam, Sonnenblumenkerne usw.) sind besonders prädestiniert, Cadmium aufzunehmen.

Quecksilber (Hg), das flüssige Metall, findet Verwendung zur Herstellung von Batterien, wird in der Elektronik und der chemischen Industrie eingesetzt. Sogar als Amalgam-Zahnfüllung wird dieses giftige Schwermetall in unseren Körper eingepflanzt.

Quecksilberdämpfe werden zu 80%, anorganisches Quecksilber zu 7% vom Körper aufgenommen.

Organische Quecksilberverbindungen sind besonders heimtückisch, da sich eine Vergiftung erst nach Wochen bemerkbar macht. Organisches Quecksilber wird zu 95% vom Körper aufgenommen. Die allgemeine Quecksilberbelastung liegt zur Zeit an der duldbaren Obergrenze. Quecksilber gelangt leicht in die Muttermilch. Symptome von Quecksilbervergiftungen sind: Aufgeregtheit, Reizbarkeit, Konzentrationsunfähigkeit, Furchtsamkeit, Erschöpfung, Schwäche, Depressionen, Zittern, Sinnesbeeinträchtigungen, Nasenbluten, Augenschäden.

Arsen (As) ist ein chemisches Element und in größeren Konzentrationen ein krebserzeugendes Gift. Arsenhaltige Pestizide sind in der BRD nicht mehr erlaubt. Ein großer Teil des vom Menschen aufgenommenen Arsen stammt aus Meerestieren.

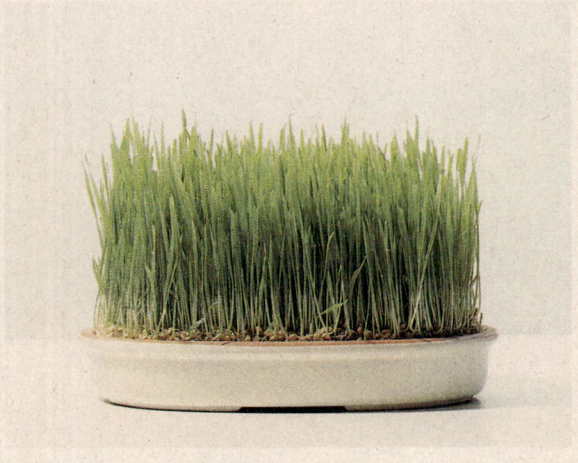

60 BILLIONEN ZELLEN

Der Körper des Menschen hat etwa 60 Billionen Zellen. Jede von ihnen besteht aus dem Zellkern, dem Plasma und der Membran. Sie stehen im ständigen Kampf gegen schädliche Umwelteinflüsse, für die der Mensch letztlich selbst verantwortlich ist, z.B. Smog, Nikotin, Strahlenbelastung, vergiftete Nahrung. Die Erhaltung der Zellen als kleinste Bausteine ist daher Voraussetzung für einen widerstandsfähigen und gesunden Körper.

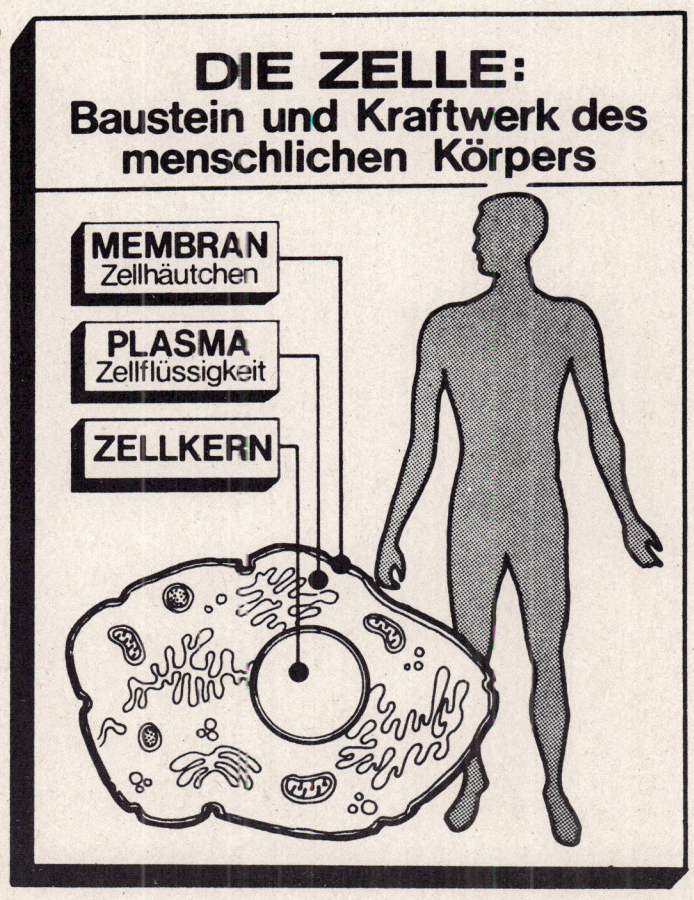

WEIZENGRASSAFT UND LEBENSENERGIE

Licht ist Leben – und alle Grünpflanzen speichern in Form von Chlorophyll die lebensspendende Sonnenkraft. Deshalb nannte Dr. Bircher das Chlorophyll auch „konzentrierten Sonnenschein".

Durch die Photosynthese baut die Pflanze mit Hilfe des Sonnenlichtes aus Kohlendioxyd und Wasser energiereiche Nahrung auf. Diesen geheimnisvollen Aufbauprozeß hat die Wissenschaft bis heute nur zu einem kleinen Bruchteil erforscht.

Nicht nur die ausgewogene Zusammensetzung der Inhaltsstoffe entscheidet über die innere Qualität einer Nahrung, es sind auch die magnetischen, mikroelektrischen Energien, die ein Nahrungsmittel vollkommen machen. Nervenimpulse werden mit Hilfe dieser Niederspannungsenergie weitergeleitet, der rhythmische Schlag des Herzens in Gang gehalten, die Funktion der Gehirnströme ermöglicht, die Information der Zellen untereinander gewährleistet. Diese elektrischen Impulse verleihen uns Vitalität und Spannkraft. Frische, rohe Nahrungsmittel weisen den höchsten Gehalt elektrischer Energie auf. Je länger ein Nahrungsmittel gekocht, gelagert, oder sonstwie behandelt wurde, desto mehr Energie geht verloren.

Frisch gepreßter Weizengrassaft
gibt 95 % Energie und 5 % Verdauungsverlust

Rohe Früchte
geben 90 % Energie und 10 % Verdauungsverlust

Stärkenahrung
gibt 70 % Energie und 30 % Verdauungsverlust

Proteine
geben 30 % Energie und 70 % Verdauungsverlust

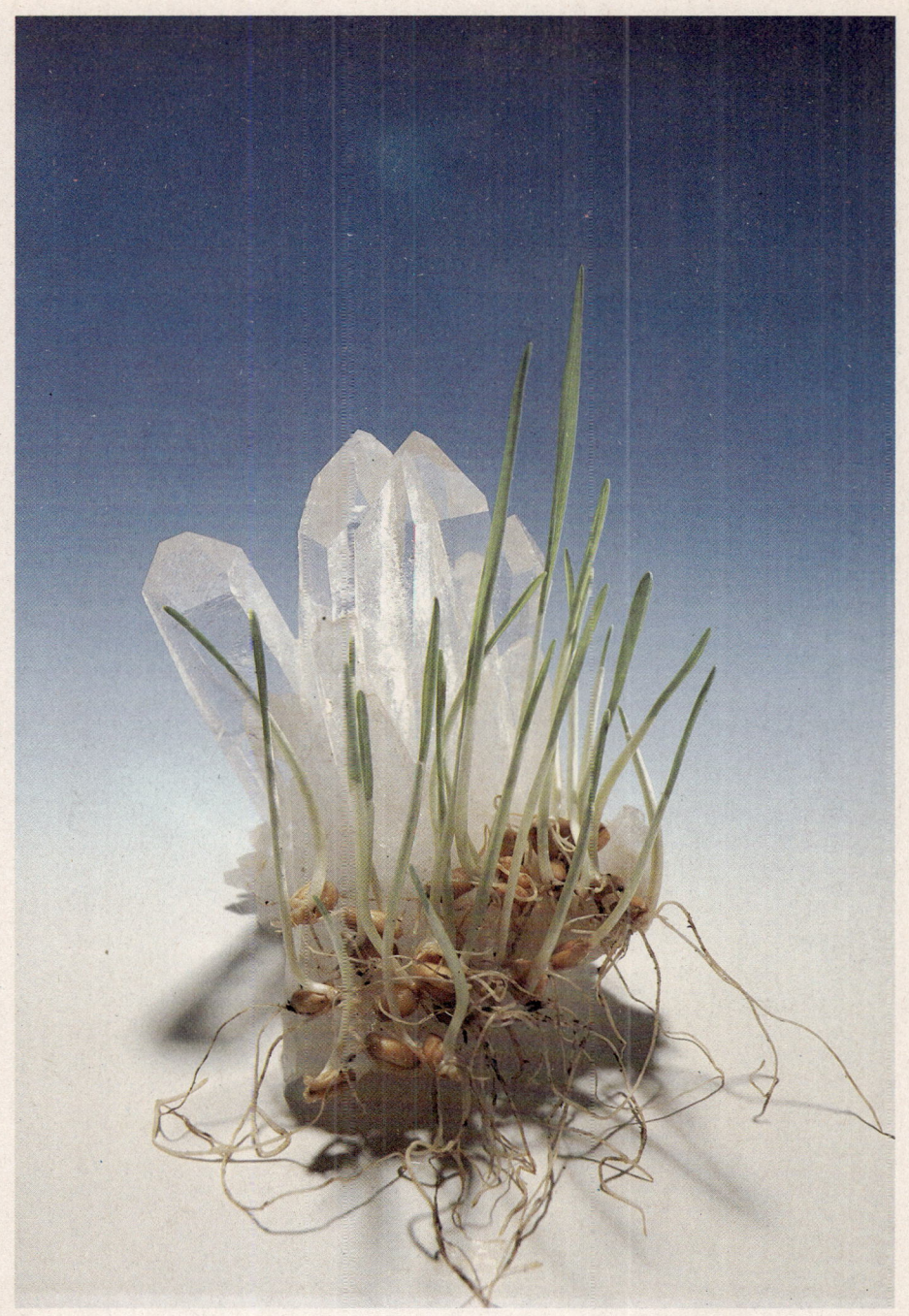

TOT ODER LEBENDIG?

Der Mensch ist das einzige Lebewesen, das seine Nahrung mit Hitze behandelt. Alle anderen Lebewesen verzehren ihre Nahrung im Urzustand. Darin liegt auch eine der Hauptursachen von Zivilisationskrankheiten.

Die Entdeckung des Feuers und dessen Mißbrauch zur Speisenzubereitung hat in der Entwicklung der Menschheit eine junge Geschichte. Die Menschen der Urzeit kannten das Feuer nicht. Tatsächlich leben noch heute einige Volksstämme von frischen Früchten, Pflanzen und Wurzeln ohne die bei uns bekannten Wohlstandskrankheiten.

VITAMINE sind hitzeempfindlich und werden durch Kochen je nach Dauer und Zubereitungsart mehr oder weniger zerstört.

ENZYME, die Zündfunken des Lebens setzen die Körperchemie in Gang. Enzyme sind temperaturempfindliche Eiweißverbindungen und zerfallen bei 40 °C, ab 70 °C ist keine Enzymtätigkeit mehr möglich. In Verbindung mit Mineralstoffen und Vitaminen sind Enzyme Spezialisten für komplizierte Auf- und Abbauvorgänge im Stoffwechsel. Ohne Enzyme bewegt sich kein Muskel, Nahrung kann nicht verdaut und in verwertbare Energie, Baustoffe oder Reserven umgesetzt werden. Selbst Wasser und Sauerstoff aus der Atemluft wird durch Enzyme erst verfügbar gemacht. Ohne die Tätigkeit von Enzymen müßten wir verhungern, verdursten oder ersticken. Enzyme werden verbraucht und müssen mit der Nahrung zugeführt werden.

MINERALSTOFFE UND SPURENELEMENTE werden durch den Kochprozeß unlöslich und können sich im Gewebe ablagern. In dieser Form stehen sie für ihre Aufgaben nur unzureichend zur Verfügung und trotz genügender Mineralsalzzufuhr entsteht eine Unterversorgung.

EIWEISS dient zum Gewebeaufbau oder als Energielieferant. Rohes Eiweiß ist in seinem Urzustand leicht verdaulich. Erhitztes Eiweiß ist in seiner Struktur verfestigt, geronnen, wie wir es beim gekochten Ei kennen und kann nur mit einem Mehreinsatz an Energie und der Bildung von Schlackenstoffen verdaut werden. Die Abbauprodukte von Eiweiß sind Säuren, Schlackenstoffe und Fäulnisgifte, die das Blut verdicken und belasten.

Dr. Kouchakoff beobachtete, daß mit dem Verzehr gekochter Nahrung eine doppelte bis vierfache Vermehrung der weißen Blutkörperchen einhergeht, um die giftigen Stoffwechselprodukte unschädlich zu machen.

FETT, ob tierischer oder pflanzlicher Herkunft, wird durch Erhitzen schwer verdaulich. Durch den Kochprozeß verändern sich die im Fett enthaltenen Mineralstoffe und können zur ordentlichen Verseifung der Fettmoleküle nicht mehr oder nur ungenügend beitragen. Natives (unerhitztes) Fett ist unentbehrlich zum Aufbau von Knochen, Muskeln, Organ-, Gehirn- und Nervenmasse. Die Kochküche mit erhitzten und chemisch denaturierten Fetten tötet den Körper und den Geist des Menschen.

KOHLENHYDRATE in gekochter Nahrung werden unzureichend durch das Speichelferment Ptyalin aufgeschlossen, weil die weichgekochte Nahrung zu hastigem Essen verleitet. Die unaufgeschlossenen und ungenutzten Kohlenhydrate bewirken im Dickdarm eine Gärung mit der Bildung von Kohlendioxyd, Alkohol und Essigsäuren. Die Gasbildung im Verdauungstrakt belastet über das Blut Herz und Kreislauf.

Obwohl manche Leute keinen Akohol trinken, haben sie eine rote Trinkernase, bedingt durch den im Dickdarm gebildeten Alkohol. Gründliches Kauen und Einspeicheln ist die beste Voraussetzung zur richtigen Verdauung von Kohlenhydraten.

Daß Rohkost zur Erhaltung der Gesundheit notwendig ist, bestreitet inzwischen niemand mehr. Über den Anteil unerhitzter Nahrung sind sich die Gelehrten jedoch uneins. Die Ansichten schwanken von mindestens 30 % bis mindestens 80 % Rohkostanteil an der täglichen Nahrung. Mit der Zeit wird jeder für sich selbst herausfinden, wieviel Rohkost er für sein Wohlbefinden benötigt.

Bei Krankheit ist jedoch immer ein erhöhter Rohkostanteil empfehlenswert – denn Rohkost ist immer **Heilnahrung!**

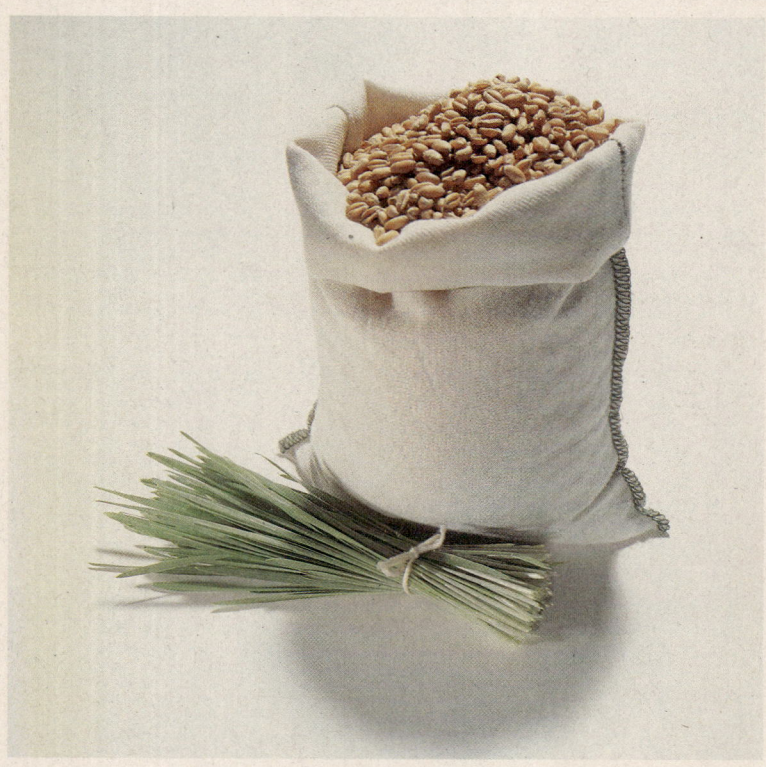

LEBEN KOMMT NUR VON LEBEN

Aber ich sage Euch: Tötet weder Mensch noch Tier, noch die Nahrung, die euer Mund aufnimmt.
Denn wenn ihr lebendige Nahrung eßt, wird sie auch beleben, aber wenn ihr eure Nahrung tötet, wird euch die tote Nahrung ebenfalls töten.
Denn Leben kommt nur von Leben, und vom Tod kommt immer nur Tod. Denn alles, was eure Nahrung tötet, tötet auch euren Körper. Und alles, was eure Körper tötet, tötet auch eure Seelen.
Und eure Körper werden, was eure Nahrung ist, so wie euer Geist das wird, was eure Gedanken sind.

Eßt darum nichts, was Feuer oder Frost oder Wasser zerstört hat. Denn gekochte, gefrorene und verfaulte Nahrung wird euren Körper ebenso verbrennen, erfrieren und verfaulen lassen.
Seid nicht wie der dumme Bauer, der auf seinem Feld gekochten, erfrorenen und verfaulten Samen aussäte. Und der Herbst kam, und seine Felder trugen nichts. Und seine Not war groß. Sondern seid wie der Bauer, der lebendige Saat auf seine Felder säte und dessen Felder lebendige Weizenähren trugen, die ihn hundertfältig für den Samen belohnten, den er ausgesät hatte.

Denn wahrlich, ich sage euch, lebt nur durch das Feuer des Lebens und bereitet eure Speisen nicht mit dem Feuer des Todes, das eure Nahrung tötet, eure Körper und eure Seelen auch.

Quelle: Dr. E. B. Székely
 Das Friedensevangelium der Essener
 Schriften der Essener – Buch 1
 Verlag Bruno Martin, Südgellersen

DIE URSACHE VON HERZKRANKHEITEN

Herzkrankheiten nehmen rapide zu und gehören heute zu den häufigsten Todesursachen besonders unter jungen Menschen. Die wirkliche Ursache aber liegt in der Übersäuerung durch Fehlernährung mit einem Zuviel an leeren Kalorien, tierischem Eiweiß und tierischem Fett. Die Hauptgefahr liegt im Verzehr von erhitztem, tierischem Eiweiß und ist der Blutverunreiniger und Übersäuerungsfaktor Nr. 1. Das mit Stoffwechselschlacken überladene, dickflüssige Blut ist extrem sauer. Darauf reagiert der Organismus und versucht die Säure im Blut mit Kalk zu neutralisieren, welcher sich in den Blutbahnen ablagert und diese verengt. Das dickflüssige Blut kann in den verengten Blutadern nicht mehr frei fließen. Die Darmgase verhindern letztendlich eine ausreichende Blutströmung – und wenn das Blut aufhört frei zu fließen, kommt es zum Herzstillstand. Unterstützt wird dieses Geschehen noch durch Bewegungsmangel, Streß, Ärger, Überarbeitung, Nikotin, Koffein und Alkohol.

Alle Genußgifte sind starke Zellgifte. Sie helfen nur, unseren Zustand für kurze Zeit zu vertuschen. Es ist besser, sich einige Zeit dieser Krücken zu enthalten, um die eigenen Fehler und Schwächen zu erkennen und an der Änderung seiner Lebensgewohnheiten arbeiten zu können.

✼ Täglich frisch gepreßten Weizengrassaft zur Förderung der Herzfunktion und zur Blutreinigung einnehmen. Vollwertkost mit 80 % Rohkost ist notwendig!

✼ Die Fähigkeit, sein „Herz" zu öffnen, Liebe zu geben und Liebe anzunehmen, ist bei der Heilung von Herzkrankheiten ein wichtiger Faktor!

WEIZENGRASSAFT BEI VERSCHLEIMUNG

Schleimdrüsen in Mund, Lungen, Magen-Darm-Trakt und in den Atemwegen sondern einen klaren, dünnflüssigen Schleim ab. Dieser schützt die empfindlichen Schleimhäute vor Reizungen durch Flüssigkeiten und Gase. Im Magen-Darm-Trakt dient Schleim als Gleitmittel zur Erleichterung des Nahrungstransports und als Schutzmittel der Magen- und Darmwände.

Eiweißreiche, kohlenhydratreiche und gekochte Speisen bewirken eine starke Absonderung der Verdauungssäfte. Um die Schleimhäute vor den überreich vorhandenen Verdauungssäften zu schützen, produzieren die Schleimdrüsen Schleim im Übermaß. Zusammen mit den Verdauungssäften wird dieser Schleim zum unverdaulichen Eiweißschleim-Komplex, welcher durch Entwässerung immer fester wird und nun zur Verstopfung der Lymphgefäße beiträgt. Die Eiweißverteilung wird blockiert, der Sauerstoffwechsel gestört und die Verdauung der Nahrung behindert. Verfestigter Schleim in den Atmungsorganen bildet einen idealen Nährboden für Krankheitskeime. Stirnhöhlenentzündung, Husten, Erkältung, Grippe usw. gedeihen vorzüglich auf verschleimten Atemwegen.

Empfehlung bei Verschleimung

✱ Rohkostdiät mit Keimlingen, grünen Salaten, und Früchten für mehrere Tage einhalten. Alle fett-, eiweiß- und kohlenhydratreichen Nahrungsmittel in dieser Zeit meiden. Schnelle Hilfe bringt Fasten mit Zitronensaftgetränk und Weizengrassaft (siehe Fasten mit Weizengrassaft). Chlorophyll und Vitamin C lösen den festsitzenden Schleim, der über Nieren, Rachen und Nase ausgeschieden wird. Je nach Stärke der Verschleimung empfiehlt sich eine Fastendauer bis zu zwei oder drei Wochen.

WEIZENGRASSAFT
FÜR ZÄHNE UND ZAHNFLEISCH

Die Zähne sind die härtesten Einlagerungen im Körper – deren Zerfall ist das letzte Signal einer ganzen Reihe von Abbauprozessen im Organismus.

Die Zahngesundheit ist abhängig von der Beschaffenheit des Blutes, weil die Zähne über das Blut aufgebaut und versorgt werden.

Die Qualität des Speichels wird bestimmt von der Qualität des Blutes und ist ebenso maßgebend für die Zahngesundheit. Übersäuertes Blut schafft einen sauren Speichel, der saure Speichel greift den Zahnschmelz an und fördert die Kariesbildung.

Mit dem Verzehr von säurebildender Nahrung (Weißmehlprodukte, Zucker und zuckerhaltige Nahrungsmittel, erhitzte Nahrung, tierisches Eiweiß, Kaffee, Alkohol) wird mehr Calcium zur Neutralisierung der Säuren benötigt, welches andererseits zum Aufbau und zur Erhaltung der Zähne fehlt. Hinzu kommt, daß denaturierte Mangelnahrung von sich aus nicht die ausreichende Menge Vitalstoffe enthält, die jedoch zur Verstoffwechselung der Nahrung notwendig sind.

Zahnerhaltend sind unerhitzte und basenreiche Nahrungsmittel, möglichst aus kontrolliert-biologischem Anbau. Sie enthalten die zur Versorgung notwendigen Vitalstoffe, schaffen ein basenreiches Blut und ebensolchen Speichel.

Empfehlungen

✱ Bei beginnendem Zahnverfall basenüberschüssige, rohe Nahrungsmittel bevorzugen. Genuß von Zuckerprodukten, Weißmehlbackwaren, tierischen Produkten und erhitzten Nahrungsmitteln einschränken.

✱ Kauen Sie täglich ein Büschel Weizengras zu Verhütung von Karies.

✱ Zur Linderung von Zahnschmerzen Weizengrassaft auf einen Wattebausch träufeln und auf den betroffenen Zahn legen.

✱ Bei Zahnfleischentzündung auch im fortgeschrittenen Stadium hat sich die Behandlung mit Weizengrassaft bewährt: Weizengrassaft fünf Minuten im Mund halten oder Weizengrasbrei mit Weizengrassaft getränkt auf den betroffenen Bereich legen.

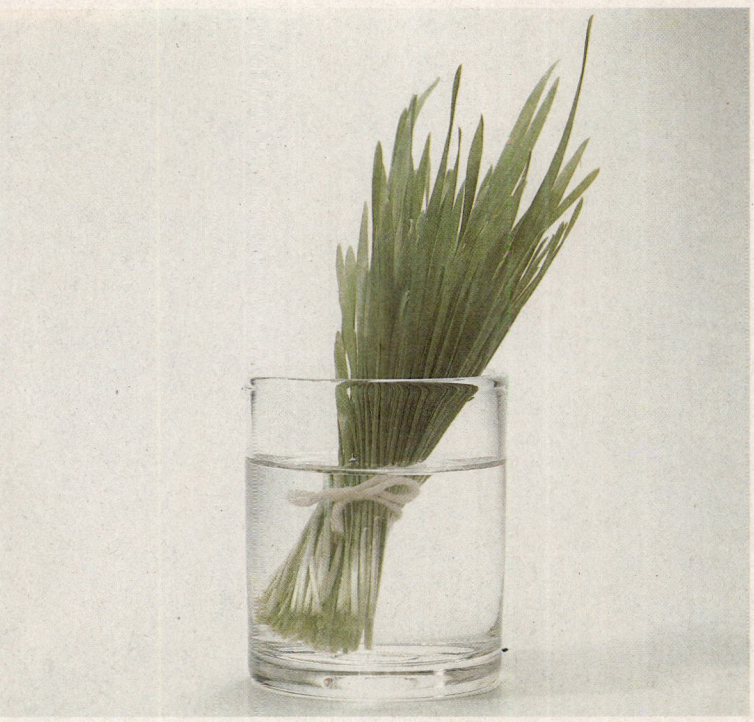

WEIZENGRASSAFT BEI HAUTKRANKHEITEN

Chlorophyll beschleunigt die Bildung von neuem Zellgewebe. Durch die desinfizierenden Eigenschaften von Weizengrassaft heilen Entzündungen schneller ab. Die Heildauer wird um ungefähr 25 % verkürzt.

Empfehlungen

✽ Umschläge mit Weizengrassaft zur Schmerzlinderung und Beschleunigung der Heilung können angewendet werden bei:
> eitrigen Entzündungen
> Insektenstichen
> Verbrennungen
> Verletzungen
> Quetschungen
> Schürfungen

✽ Trinken Sie Weizengrassaft bei Schuppenflechte, Hautausschlag, unreiner Haut sowie bei allen Gewebsveränderungen.

✽ Hauttransplantationen mit Weizengrassaft behandelt, heilen besser und schneller.

✽ Verwenden Sie Weizengrassaft äußerlich zur Hautreinigung oder als Badezusatz.

✽ Zur Beseitigung von Schuppen Weizengrassaft in die Kopfhaut einmassieren, einige Minuten einwirken lassen, danach mit lauwarmem Wasser ausspülen. Auf salzarme Diät achten.

WEIZENGRASSAFT
BEI BLUTKRANKHEITEN UND BLUTARMUT

Chlorophyll, das grüne Pflanzenblut ist in seinem Molekularaufbau dem menschlichen Blut ähnlich. Der Unterschied besteht nur darin, daß das Chlorophyll einen Atomkern aus Magnesium besitzt, das Hämoglobin einen Atomkern aus Eisen. Durch die Kombination von Chlorophyll und Eiweiß entsteht Hämoglobin. 75 % unserer Zellen bestehen aus Hämoglobin. Blutbildung und Blutgesundheit stehen in direktem Zusammenhang mit dem Verzehr grüner Pflanzennahrung.

✱ Bei allen Blutkrankheiten ist Weizengras zur Verbesserung der Blutwerte empfohlen.

✱ Weizengras ist ein hervorragendes Blutreinigungsmittel.

✱ Ein Großteil der Bevölkerung leidet an Eisenmangel. Weizengrassaft trägt zur Versorgung mit leicht aufnehmbarem Eisen und allen wichtigen Mineralstoffen und Spurenelementen bei.

✱ Übersäuertes Blut wird durch basenreichen Weizengrassaft ausbalanciert.

Der Zustand der Zähne, der Knochen, Versorgung der Körperzellen mit Nährstoffen, Entsorgung der Körperzellen mit Stoffwechselgiften, Versorgung der inneren Organe, der Nerven und des Gehirns, das seelische Wohlbefinden, Charakterstärke, also unser gesamter Gesundheitszustand ist abhängig von der Qualität des Blutes!

Der Blutstrom ist als Träger der Lebenskraft die Brücke zwischen Geist und Körper!

WEITERE BEHANDLUNGSMÖGLICHKEITEN

✸ Außer giftigen Schwermetallen werden durch den Genuß von Weizengrassaft Harnsäurekristalle gelöst und ausgeschieden, welche durch eiweißreiche Fleischkost in Gelenken und Nieren abgelagert wurden.

✸ Magen- und Darmgeschwüre können durch die Einnahme von Weizengrassaft geheilt werden.

✸ Bei Halsentzündung mindestens fünf Minuten mit Weizengrassaft gurgeln.

✸ Mundgeruch wird durch Kauen von Weizengrassaft beseitigt.

✸ Weizengrassaft fördert die Verdauung, sorgt für geregelten Stuhlgang und hilft bei Verstopfung.

✸ Einläufe mit Weizengrassaft entgiften und regenerieren den Dickdarm.

✸ Ein Augenbad mit verdünntem Weizengrassaft (1 Teil Weizengrassaft auf 1 Teil Quellwasser) hilft bei entzündeten und überanstrengten Augen. Ein leichtes Augenbrennen während des Badens ist ganz normal und ungefährlich.

✸ Weizengrassaft hat einen hohen Sättigungswert. Mit Weizengrassaft kann der Appetit auf natürliche Weise gezügelt werden.

✸ Weizengrassaft hilft Drogenrückstände im Körper abzubauen.

✸ Bei Müdigkeit machen die Vitamine in Weizengrassaft ganz schön munter.

✲ Weizengrassaft unterstützt die Herztätigkeit, das Kreislaufsystem und die Funktion aller Organe.

✲ Weizengrassaft fördert die Lungenaktivität.

✲ Die schädliche Wirkung von Kohlenmonoxyd aus Auspuffabgasen und Industrieanlagen auf die Zellatmung wird durch die Einnahme von Weizengrassaft verringert, weil die Produktion der roten Blutkörperchen angeregt wird.

✲ Bei Ohrenschmerzen einen Wattebausch mit Weizengrassaft beträufeln und behutsam in den Gehörgang einführen. Weizengrassaft desinfiziert und lindert die Schmerzen.

✲ Weizengrassaft fördert die Fruchtbarkeit bei Mann und Frau durch hohen Vitamin-E-Gehalt und gilt als besonderes Verjüngungsmittel.

✲ Bei Infektionen im Intimbereich Weizengrassaft auf die infizierten Bereiche sprühen.

✲ Scheidenspülungen mit Weizengrassaft helfen bei Entzündungen und Infektionen.

✲ Weizengrassaft wirkt vorzeitigem Ergrauen der Haare entgegen.

✲ Eine Kopfmassage mit Weizengrassaft beseitigt Schuppen. Anschließend die Haare gut mit lauwarmem Wasser spülen.

✲ Diabetiker können mit Hilfe von Weizengrassaft die Bauchspeicheldrüsenfunktion stärken und Kohlenhydrate besser verwerten.

✲ Trinken Sie Weizengrassaft zur Reduzierung von Bluthochdruck, zur Verbesserung Ihres körperlichen und seelischen Wohlbefindens ebenso, wie zur Anregung der Herztätigkeit sowie aller inneren Organe und Einsonderungsdrüsen.

ÜBER DAS FASTEN

Wenn unser Körper von sich aus mit der Verschlackung nicht mehr fertig wird, ist eine gründliche Reinigung des gesamten Organismus durch Nahrungsenthaltung und Ausscheidung der Stoffwechselgifte notwendig, damit die Eigenheilkräfte wirksam werden können. Viel Ruhe, angenehme Umgebung, kurze Sonnenbäder und kleine Spaziergänge fördern den Heilerfolg. Mit der Entgiftung der Körperzellen, der Gedärme, der Atemwege und des Blutes geht eine seelisch-geistige Reinigung einher.

Während des Fastens muß täglich eine Darmreinigung (Klistier) mit warmem Wasser durchgeführt werden. Alte, übelriechende Ablagerungen müssen von den Darmwänden abgespült werden, um eine Selbstvergiftung über die Darmwände zu verhindern. Nur wenn der Dickdarm gründlich gereinigt ist, sind Einläufe nicht mehr notwendig. Ein kurzes Warmbad genügt dann, um die Entgiftung über die Haut zu fördern.

Eine ausreichende Flüssigkeitszufuhr (mindestens 1–2 l pro Tag) sorgt für die Ausschwemmung der Stoffwechselschlacken über die Nieren.

Fußbäder unterstützen die Reinigung über die Füße, dem tiefsten Punkt unseres Körpers, wo sich viele Schlacken ansammeln. Die Bildung von Hornhaut an den Füßen sowie übelriechender Fußschweiß ist ein Zeichen dafür und gründet im Verzehr von überwiegend gekochter, schleimbildender Nahrung und Milchprodukten.

Für ein Fußbad füllen Sie eine kleine Wanne mit heißem Wasser, so heiß wie sie eben noch ertragen können, geben eine Handvoll Meersalz dazu und baden darin Ihre Füße für 20 Minuten.

Eine Bürstenmassage am ganzen Körper fördert die Ausscheidung über die Haut – ein rauhes Handtuch erfüllt denselben Zweck. Die tägliche Dusche spült die ausgeschiedenen Giftstoffe von der Haut.

Die ersten Fastentage sind am schwierigsten und erfordern viel Selbstdisziplin und Willenskraft, sich der verlockenden Nahrung zu enthalten. Am dritten Tag kommt es meistens zu einer Krise mit den verschiedensten Symptomen, da die gelösten Giftstoffe in den Blutkreislauf übergehen und Kopfschmerzen, Kreislaufstörungen oder Unwohlsein verursachen. Die Auswirkungen sind bei jedem Menschen verschieden. Ab dem vierten Tag, wenn ein Großteil der Giftstoffe ausgeschieden ist, fühlt man sich mit jedem Tag besser. Das Hungergefühl verschwindet allmählich und das seelische Gleichgewicht stabilisiert sich zusehends – das Fasten wird als große Befreiung und Bereicherung empfunden und spornt zum Weitermachen an.

Falls erforderlich oder erwünscht, kann Fasten eine schnelle und tiefgreifende Reinigung bewirken. Besser ist es, sich natürliche Lebensgewohnheiten anzueignen, tote Wertlosnahrung zu meiden und den Konsum von lebendigen Lebensmitteln zu steigern.

Auch ein Obst- oder Fastentag in der Woche ist hilfreich und entlastet den Verdauungsapparat. Vorteilhaft ist es, morgens nichts zu essen, damit die Leber am Vormittag ungestört ihre Reinigungsarbeit verrichten kann. Zwei bis drei Gläser Wasser mit Zitronensaft und etwas roher Zuckerrohrmelasse können das Frühstück ersetzen und unterstützen die morgendliche Reinigungsphase.

Nach einer Fastenperiode müssen die schlafenden Darmzoten wieder langsam zum Leben erweckt werden, damit sie wieder ihre gewohnte Arbeit verrichten können. Deshalb beginnt man die Nahrungsaufnahme, genannt „Fastenbrechen", behutsam mit Orangensaft, später Obst und geht dann erst zu fester Nahrung über.

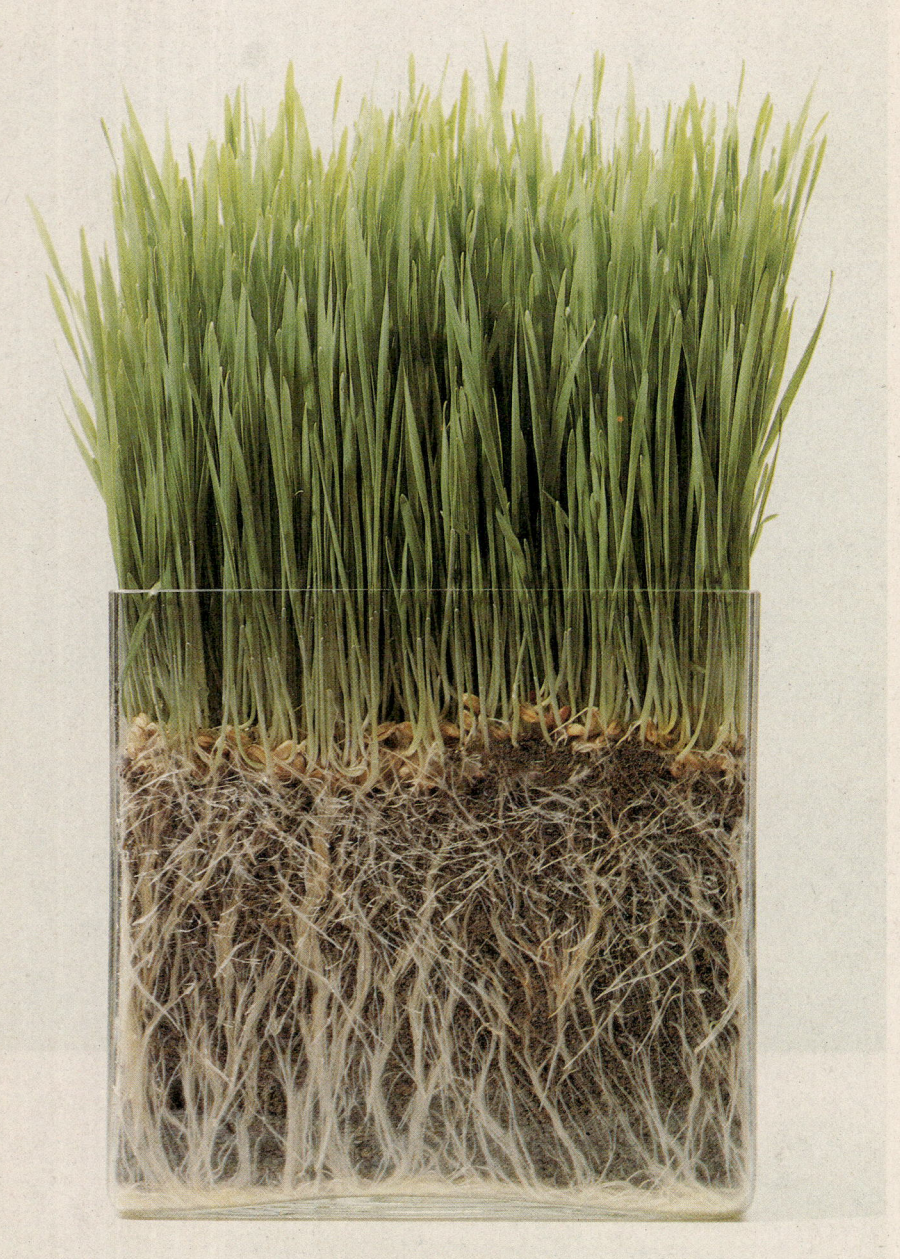

FASTEN MIT WEIZENGRASSAFT

Weizengrassaft ist kein Kurgetränk, es ist Medizin und Nahrung zugleich. Deshalb ist Fasten mit Weizengrassaft besonders empfehlenswert für Heilungssuchende, die mit Nährstoffen unterversorgt sind, ebenso für geschwächte Personen und auch für Senioren. Die typischen Mangelsymptome, die beim Totalfasten auftreten können, bleiben beim Fasten mit Weizengrassaft aus. Bei unzähligen Kranken bewies Dr. Ann Wigmore die Ungefährlichkeit dieser Heilweise. Der Körper wird mit allen notwendigen Nährstoffen versorgt, in konzentrierter Form und leicht verdaulich, mit allen Segnungen einer Totalfastenkur, jedoch ohne die Gefahren, die bei einer vollkommenen Nahrungsenthaltung auftreten können. Sie können sich wirklich sicher fühlen und die Wiederherstellung Ihrer Gesundheit erfahren. Die Arbeitskraft bleibt während der Fastenzeit meistens voll erhalten. Trotzdem sollten Sie sich zur Gesundung viel Freizeit und Ruhe gönnen.

Die beim Fasten freigesetzten Säuren werden durch den alkalischen Weizengrassaft neutralisiert, eine Übersäuerung wird so wirksam verhindert. Stark erhöhter Blutdruck normalisiert sich, das Blut wird gereinigt. Sind die betroffenen Organe nicht irreparabel geschädigt, können selbst chronische Leiden geheilt werden.

Weil man beim Fasten leicht fröstelt, ist die warme Jahreszeit vorzuziehen. Wenn notwendig, ist Fasten jedoch zu jeder Jahreszeit möglich.

VORBEREITUNG ZUM FASTEN MIT WEIZENGRASSAFT

Zwölf Tage vor Fastenbeginn fangen Sie an, täglich Weizengras zu pflanzen.

Vor dem Fasten sollten Sie drei Tage lang nur Rohkost in Form von rohem Gemüse, Salaten, Keimlingen und Obst zu sich nehmen. Die Abendmahlzeit vor dem ersten Fastentag lassen Sie aus, dafür machen Sie einen Einlauf zur Darmreinigung.

1. Fastentag

Als erstes trinken Sie ⅓ l lauwarmes Wasser mit dem Saft ½ Zitrone und 1 TL unraffinierter Zuckerrohrmelasse. Das Zitronensaftgetränk hat eine reinigende Wirkung. Nur reife Zitronen verwenden.

30 Minuten später trinken Sie frischgepreßten Weizengrassaft. Beginnen Sie mit 30 ml und steigern Sie allmählich bis auf 150 ml. Trinken Sie gerade so viel, daß Sie sich noch wohl fühlen. Die reinigende Wirkung darf nicht zu Übelkeit führen.

Nun folgt ein Einlauf mit warmem Wasser, um den Dickdarm von angehäuften Schlacken zu reinigen. Achten Sie darauf, daß Sie das Wasser vollständig ausgeschieden haben.

30 Minuten danach machen Sie einen Einlauf mit Weizengrassaft, den Sie zur Entgiftung und Regenerierung der Darmflora ungefähr 20–30 Minuten im Darm behalten. Beginnen Sie mit einer halben Tasse und steigern Sie langsam auf eine Tasse.

Etwa zwei Stunden nach der Einnahme von Weizengrassaft trinken Sie wieder ein Zitronensaftgetränk, wieder zwei Stunden später nochmals.

30 Minuten später trinken Sie Weizengrassaft, versuchen Sie dieses Mal mehr Weizengrassaft zu trinken.

2 Stunden nach der Einnahme von Weizengrassaft trinken Sie ein Zitronensaftgetränk, weitere 2 Stunden später nochmals.

Wieder 30 Minuten später trinken Sie Weizengrassaft. Erhöhen Sie die Saftmenge. Ein Einlauf zur Darmreinigung bildet den Abschluß am Abend.

2. Fastentag

Trinken Sie täglich dreimal Weizengrassaft und machen Sie zwei Einläufe mit Weizengrassaft. Zwischendurch trinken Sie ein Zitronensaftgetränk mit Zuckerrohrmelasse. Vor dem Schlafengehen bildet ein Einlauf mit warmem Wasser zur Darmreinigung den Abschluß.

Fastendauer

Eine Fastendauer von 3 Tagen bis zu 40 Tagen maximal ist möglich. Empfehlenswert ist es, wenigstens eine ganze Fastenwoche durchzuführen. Die Fastendauer bestimmen Sie jedoch selbst, je nach der Schwere Ihrer Krankheit, nach der Intensität Ihrer Motivation und nach Ihrer Fastenerfahrung.

Das Fastenbrechen

So nennt man den Übergang vom Fasten zur Nahrungsaufnahme. Am 1. und 2. Tag nach dem Fasten nehmen Sie nur frischgepreßten Orangensaft zu sich. Dieser kann zusätzlich mit Wasser verdünnt werden. Am 3. Tag trinken Sie zum Frühstück nur frischen Orangensaft. Das Mittagessen und das Abendessen sollte aus Rohkost bestehen. Ab dem 4. Tag können Sie normal essen.

ÜBER DIE WIRKUNG VON EINLÄUFEN

Nach Dr. W. Hay's Studien ist es für einen gesunden Menschen normal, genausoviel Darmentleerungen zu haben, wie Mahlzeiten eingenommen wurden. Die Realität sieht aber leider ganz anders aus. Der Großteil der zivilisierten Bevölkerung leidet an der Volksseuche „Stuhlverstopfung" mit ihren vielseitigen Symptomen, angefangen von Kopfschmerzen, Darmblutungen, Hämorrhoiden, Depressionen, Mattigkeit, Mundgeruch, Lustlosigkeit, Herzbeschwerden usw.

Die Ursache ist in der toten, balaststoffarmen und enzymarmen Nahrung zu suchen. Verhärteter Stuhl setzt sich an Darmwänden und in Darmnischen fest. Jahrelange Anhäufungen gären vor sich hin und entlassen die Gifte über die Darmwände ins Blut. Dieser Vorgang wird medizinisch als „Autointoxikation" (Selbstvergiftung) bezeichnet.
Blut, Gehirn und Nervensystem werden vergiftet, die Haut welk, die Gelenke steif, wir altern vorzeitig. Die Auswirkungen sind so verheerend, daß die Stuhlverstopfung (Obstipation) eine der gefährlichsten Krankheiten darstellt. Leber und Nieren werden in ihrer Reinigungsfunktion überlastet, der ganze Körper untersteht permanentem Streß.

„Der Tod liegt im Darm" ist ein altbekannter aber wahrer Lehrsatz. Wegen den genannten und unerwähnten Gründen sind darmreinigende Einläufe meistens eine Notwendigkeit zur Wiederherstellung der Gesundheit.

Mit Hilfe eines Einlaufgerätes (Irrigator) flößt man sich zum Zwecke der Reinigung mindestens 1 l lauwarmes Wasser in den Dickdarm. Ein Irrigator kann in jeder Apotheke besorgt werden.

Das Wasser dehnt die Darmwände und löst den verhärteten Stuhl aus den Krypten und Ausbuchtungen. Nach 20 Minuten soll das Wasser auf der Toilette ausgeschieden werden. Selbst nach 30–40tägigem Fasten und Darmreinigungen können noch Stuhlreste ausgeschwemmt werden.

Während des Fastens ist die tägliche Darmreinigung notwendig, um eine Selbstvergiftung zu verhindern. Erst wenn der Darm vollkommen gereinigt wurde, kann auf Einläufe verzichtet werden. Ein warmes Vollbad genügt dann schon zur Entgiftung über die Haut.

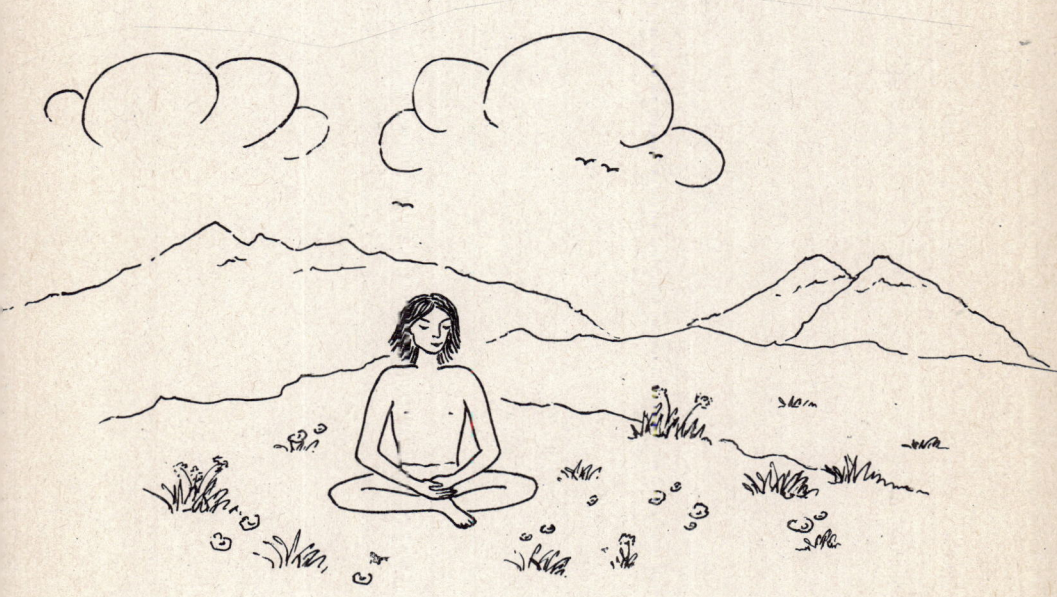

WEIZENGRAS UND BRAUCHTUM

Bis in die heutige Zeit ist ein Osterbrauch erhalten geblieben, der ursprünglich in den Balkanländern gepflegt wurde. Acht Tage vor Ostern werden Weizenkörner in eine flache, mit Erde gefüllte Blumenschale eingesät und feucht gehalten. Zum Osterfest bekommt jedes Kind eine Schale „Ostergras" mit drei gekochten Eiern darin. Das junge, noch zarte Weizengras wird wie Schnittlauch feingeschnitten auf Butterbrot gegessen.

Ein anderer Brauch mit Weizengras stammt aus dem griechisch-orthodoxen Kulturkreis. Am Barbaratag wird Weizen auf einem großen Teller mit Erde eingesät, mit dem Mund das Wasser versprüht, um die Weizenkörner zu befeuchten. Das Weizengras etwas in die Höhe gewachsen, wurde mit einem roten Band umbunden und immer wieder mit Wasser aus dem Munde besprüht. An Heilig-Abend ziert ein Öl-Licht die Mitte des „Weihnachtsgrases" und zusammen gelten sie als Symbol für „neues Leben". Weizenbrei mit Nüssen, Zucker und Nelken war das Festessen, dazu gab es die Spitzen des Weizengrases. Das restliche Weizengras bekamen die Haustiere.

EMPFEHLUNGEN FÜR EINE VERNÜNFTIGE ERNÄHRUNG

Gute Eßgewohnheiten sind notwendig für die Verdauung und Verwertung guter Nahrung.

Dr. Ann Wigmore gibt deshalb in ihrem Buch „Be your own Doctor" folgende Ratschläge:

✽ Iß nur wenn du hungrig bist.

✽ Iß nicht zuviel.

✽ Iß nicht wenn du leidest oder verärgert bist.

✽ Kaue jeden Bissen mindestens 20mal.

✽ Iß keine heiße und auch keine kalte Nahrung.

✽ Iß leichte, flüssigkeitsreiche Nahrung zuerst, dann festere, konzentrierte Nahrung.

✽ Iß rohe Nahrung, bevor du erhitzte Nahrung zu Dir nimmst.

✽ Wenn du zwischen den Mahlzeiten hungrig bist, iß Obst.

✽ Nimm während den Mahlzeiten keine Getränke zu Dir.

Quellenverzeichnis

Viktoras Kulvinskas
Leben und Überleben – Kursbuch ins 21. Jahrhundert
F. Hirthammer Verlag

Viktoras Kulvinskas
Sprout for the love of every body
21st Century Publications

Dr. Ann Wigmore
Be your own Doctor
Nature's Way is the Organic Way

Betsy Russel Manning
Wheatgrass Juice
Gift of Nature

Gerhard Leibold
Gesund und fit durch Mineralstoffe
Hädecke Verlag

Gerhard Leibold
Enzyme – Vitalstoffe für die Gesundheit
Falken Verlag

Gisela Weidner
Der Weg zur Gesundheit
Über die Krankheit, ihre wahre Ursache und Heilung

Walter Sommer
Das Urgesetz der natürlichen Ernährung
Walter Sommer Verlag

**Die Natur wird nie
den Menschen folgen,
sondern die Menschen
haben die Gesetze
der Natur zu befolgen!**

Dioskurides

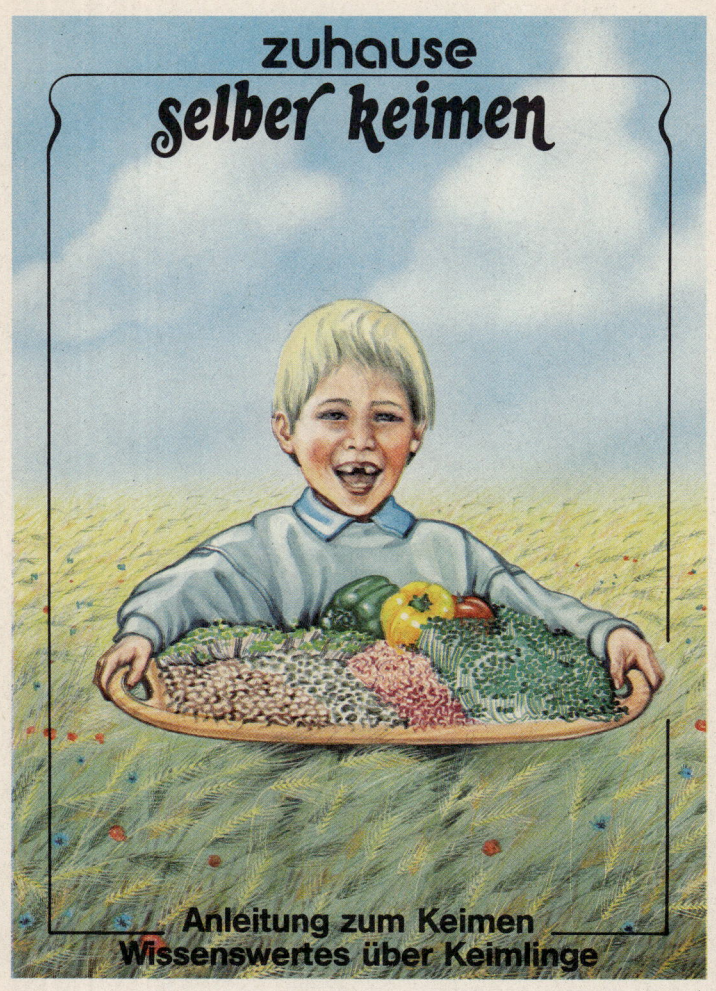

Reiner Schmid
„zuhause selber keimen"

Ein Handbuch für Praktiker-Innen in der Küche.
Selbst keimen ist einfach und setzt nur einige Grundkenntnisse voraus, die in diesem Buch leicht verständlich vermittelt werden.

78 Seiten mit Farbbildern   DM 9,80

Sprossen und Keime, zu Hause selbst gezogen, sind zu jeder Jahreszeit das frischeste, preiswerteste und an Vitaminen und Mineralstoffen gehaltvollste Gemüse. Im Keimprozeß erwachen die schlummernden Lebenskräfte des Samenkorns und kommen zu ihrer vollen Entfaltung.

Seit Jahrtausenden ist es in vielen Teilen der Erde ein alter Brauch, Samen zum Keimen zu bringen. Auf diese Weise gelang es den Menschen intuitiv, die Qualität ihrer Nahrung beträchtlich aufzuwerten. Vor allem im Orient wird die Methode des Keimens sehr geschätzt. Den Chinesen war sie schon vor 5000 Jahren bekannt. Die Hunzas, jenes wegen ihrer Gesundheit berühmte Bergvolk aus dem Himalaya, verwenden gekeimte Körner um den rauhen Winter zu überstehen. Außerdem gibt es Hinweise dafür, daß das Keimen auch bei den Azteken und den Navajos bekannt war.

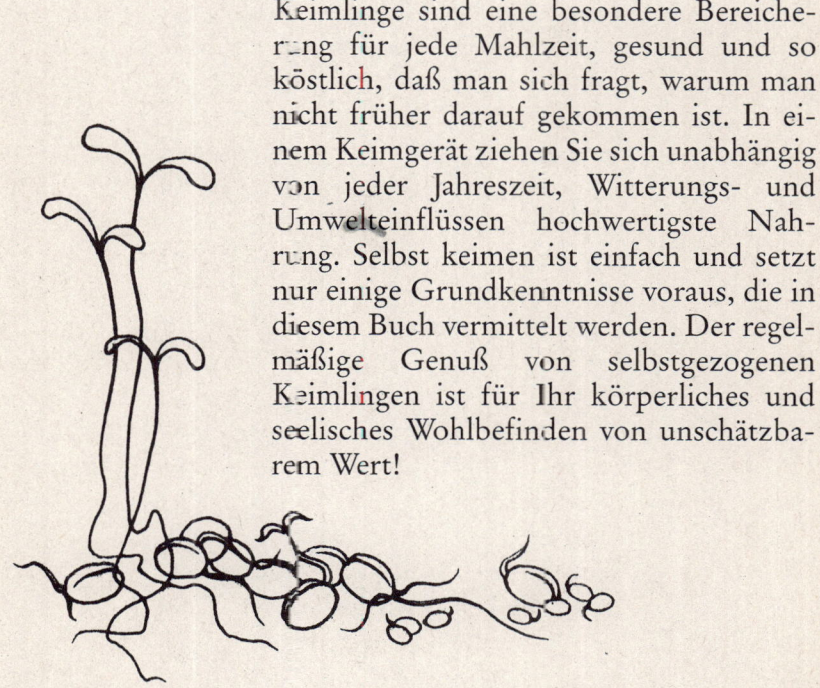

Keimlinge sind eine besondere Bereicherung für jede Mahlzeit, gesund und so köstlich, daß man sich fragt, warum man nicht früher darauf gekommen ist. In einem Keimgerät ziehen Sie sich unabhängig von jeder Jahreszeit, Witterungs- und Umwelteinflüssen hochwertigste Nahrung. Selbst keimen ist einfach und setzt nur einige Grundkenntnisse voraus, die in diesem Buch vermittelt werden. Der regelmäßige Genuß von selbstgezogenen Keimlingen ist für Ihr körperliches und seelisches Wohlbefinden von unschätzbarem Wert!

Samenkörner sind natürliche Konserven mit einem ungeahnten Energiepotential!

Sobald das Samenkorn zu keimen beginnt, tritt ein enzymatischer Umwandlungsprozeß in Gang, der in einer späteren Wachstumsphase nicht wieder erreicht wird. Der Vitamin-C-Gehalt steigert sich um bis zu 270%. Vitamin-E, das Fruchtbarkeitsvitamin, erhöht sich um ca. 300%, die Nervenvitamine des B-Komplexes ebenfalls bis zu 300%. Selbst Vitamin B 12, von dem man früher glaubte, es befindet sich nur in tierischen Nahrungsmitteln, ist in vielen Keimlingen enthalten. Alfalfasprossen enthalten 50% mehr Vitamin C als Kopfsalat. Die Nahrungsqualität von Hülsenfrüchten (Leguminosen) wird durch den Keimvorgang nachweislich wesentlich verbessert.

Durch diesen enzymatischen Umwandlungsprozeß werden Proteine in leicht verwertbare Aminosäuren (Eiweißbausteine) gespalten, zusätzlich werden neue Eiweißstoffe gebildet. Unser Organismus ist nur in beschränktem Maße fähig, organische Mineralien aufzunehmen. Jedoch während des Keimvorgangs verbinden sich Spurenelemente und Mineralstoffe zu organischen Komplexen, die besonders gut aufnehmbar sind. Stärke wird in Malzzucker umgewandelt und steht als schneller Energiespender zur Verfügung. Keimlinge enthalten vollständiges Eiweiß mit allen lebenswichtigen Aminosäuren und sind als vollwertiges Nahrungsmittel einzustufen. Keimlinge von Hülsenfrüchten und Getreide zusammen genossen ergänzen sich in ihrer Eiweißkombination und erfahren so noch einmal eine Aufwertung. Enzyme in Keimlingen sind sensible, unersetzliche Fermente, die in großen Mengen für die chemische Spaltung (Verstoffwechselung) der Nahrung und für weitere Lebensvorgänge im Körper sorgen.

**Keimlinge zuhause selbst gezogen
sind die Frisch- und Fitkost zu
jeder Jahreszeit!**